叙事缓和医疗

李 飞 著

中国协和医科大学出版社
北 京

图书在版编目（CIP）数据

叙事缓和医疗 / 李飞著. -- 北京：中国协和医科大学出版社，
2025. 3. -- ISBN 978-7-5679-2603-5

Ⅰ. R

中国国家版本馆CIP数据核字第20255S507Y号

著　　者	李　飞
责任编辑	杨小杰
封面设计	邱晓俐
责任校对	张　麓
责任印制	黄艳霞
出版发行	**中国协和医科大学出版社**

（北京市东城区东单三条9号　邮编100730　电话010-65260431）

网　　址	www.pumcp.com
印　　刷	三河市龙大印装有限公司
开　　本	710mm×1000mm　　1/16
印　　张	12.75
字　　数	191千字
版　　次	2025年3月第1版
印　　次	2025年3月第1次印刷
定　　价	78.00元

序一　从引入和发挥到寻找新意

据中国知网收录的文献数据，在新兴学科领域叙事医学的研究者里，本书作者北京协和医学院人文和社会科学学院李飞老师发表相关论文数量名列前茅，当属我国叙事医学领域的学科带头人之一。

叙事医学是美国学者在21世纪初提出的医学实践概念，强调"叙事"在临床环境中的重要作用。叙事医学通常被定义为一种通过识别、吸收、解释、回应患者叙事与诉求的医学实践。作为对于日益技术化的医疗体系的回应，叙事医学为患者和医生的沟通搭建桥梁。这是因为尽管现代医学在诊断和治疗方面表现卓越，但常忽视患者体验。叙事医学通过培养医务人员沟通和理解的能力弥补这一缺口。叙事医学建立在专注、表达、联结的原则之上。专注是指积极倾听患者的叙事，理解其传达的情感与经历。表达是指将这些叙述转化为有意义的反思，通过医事写作和讨论呈现出来。联结是指医务工作者与患者之间信任和合作，建立良好的医患关系。这三个原则与人文学科息息相关，有助于提升医务工作者的共情能力，使医疗实践更加人性化。实践叙事医学的方法包括叙事主题分析、案例研究、行医经历反思记录、视觉呈现（如拍摄医生与患者沟通的纪录片或制作绘画）、问卷调查（如评估医事沟通对患者满意度的影响）、医学伦理问题评估，以及针对医学生和医务人员展开的人文素养教育和培训。在运用领域，行医者和未来将要成为医生和护士的医学院及护理学院的学生无疑是践行叙事医学最重要的行动者。在研究领域则不然。不同学科背景的学者在研究过程中必然依赖自己熟悉的学科将注意力集中在这个或那个学科高度关注的某些问题。尽管会发生重叠，医务人员、语言学家、哲学家、伦理学家、法学家、医务社工专业人士、医院管理学专家和其他学科背景的探索者，其从事的叙事医学研究导向肯定有所不同。这里既有学科背景的影响因素，也受到方法论的左右。

摆在读者面前的《叙事缓和医疗》这本书凝结了李飞老师多年来在北京协和医学院从事叙事医学教研工作的心得。与其他有关叙事医学的著述有所不同，本书纳入了人类学思想与方法，尤其是民族志研究策略。对大多数读者来说，民族志可能是一个比较陌生的术语。它来自英文"Ethnography"，该词早年被译为人种志，后来被译为民族志，是因为中国人类学历程包括对少数民族的广泛研究。它的基本定义是通过比较和对照不同的人类文化，严格和科学地展开实地调查，通过研究者与研究对象保持距离的观察方法和介入研究对象生活的参与观察方法及深入访谈，收集第一手研究资料，以此撰写能够充分阐释某一问题的文字记录或影像资料和最终的分析文本。鉴于此，民族志即文化志，也就是涉及人类学实地调查细节和过程的工作志及其阶段性的和最终的文本。叙事医学的早期证据其实就来自扎根现场的浸泡式人类学调查研究。观察方法和深入访谈之合是文化志之魂。这种研究方法的直接性和深度，即研究者与研究对象的密切接触程度，具有其他研究方法不可替代的功效和属性。

叙事医学研究常被理解为对患者叙事文本资料的收集和分析。这类资料来自医生或护士及其他医务工作者与患者及其家属的对话。但对话必然有具体的语言情境，文本资料本身并不能全面展示医者与患者彼此互动的语境。因此，观察是一项必要的研究措施。叙事医学还被理解为医生和护士利用患者和家属的叙事慎思自己行医经历的反向叙事。叙事医学不仅要求医者倾听患者及其家属的叙事，还提出反思式叙事的要求。这是叙事医学在中国大陆诸多医疗机构、医学院、护理学院和研究单位正在从种子发育为树苗的缘由之一。如果换一种方式表述，医者不但需要具备治病的能力，而且需要把患者视为全人患者。叙事医学代表现代医疗的一种范式转变，强调叙事作为一种人性化医疗手段。通过培养专注、表达和联结，叙事医学的目的在于弥合现代医学与人文关怀之间的鸿沟。尽管实施过程面临挑战，叙事医学在改善患者照护、促进医护人员福祉和丰富医学教育方面具有巨大的潜力。

发生在生命终末期的缓和医疗对叙事医学的需求很大。为了促进以缓和医疗为关怀的叙事医学，李飞老师曾经编写《生命消逝的礼赞》

（2018）一书，汇集数十位医学生亲身经历的死亡故事，以叙事形式展现医学的温度。她的新近研究通过让医学生和住院医师阅读患者生命最后一程的故事，达到弥合照护共同体之间差异的目的。李飞老师认为，在缓和医疗门诊和照护过程中，患者和家属常向医生和护士讲述他们的生命故事。通过记录有关生命最后一程的讲述，叙事医学的研究和运用，在李飞老师和其他人的共同努力之下，或许有可能突破死亡话语禁忌。

但我们也不要过于乐观。围绕缓和医疗的叙事医学，与关乎其他方面的叙事医学大不一样。其他医事之根本是治愈和康复，而临终期阶段的缓和医疗之根本是有尊严的死亡。前者的向度是健康生命的回归，后者面向的是生命的离去。通常情况下的叙事医学道理不可能挪用到有关生命结束的叙事医学。就此而言，我们或许要期待一种别样的中国式叙事医学。

清华大学　景军教授

2024年12月

序二　从舶来到重构：叙事缓和医疗的创新之路

　　叙事医学自2011年正式进入中国以来，逐渐吸引了相关学者与实践者的关注。在理论与实践结合的发展过程中，在不同学科领域参与者的努力下，产出精彩纷呈。来自临床医学、文学、伦理学、人类学等不同视角的探索，皆展现了丰富的价值，构成了中国叙事医学前行的基础。其中，北京协和医学院叙事医学教学研究团队较为突出地体现了人类学指引下叙事医学的融合发展。多年以来，协和团队以缓和医疗实践作为坚实的根基，在叙事医学与缓和医疗的结合方向上持续深耕。本书的出版成为这一发展方向阶段性成果的重要标志。

　　本书为叙事医学发展提供了理论构建与方法论借鉴。

　　第一，"叙事缓和医疗"概念框架成为系统探索基础上的理论构建。作为新兴学科领域，叙事医学的核心概念、理论基础、方法论及其与其他学科的关系等学科建设的内容均需解答。叙事缓和医疗作为从学术理念到实践路径的并行式探索，以其系统的学术脉络和有效的临床适用性，为学界和实践者贡献了可供借鉴的经验。

　　第二，以临床实践作为根基的跨学科融合发展之路值得借鉴。协和团队开创的叙事医学与人类学、缓和医疗实践深度且紧密合作，真正实现了学科间的交叉发展，使聚焦于叙事医学的探讨绝非"空中楼阁"，而是"掷地有声"的临床实践经验和路径。例如，本书中所呈现的缓和医疗领域的叙事病历书写实践，为叙事医学的推进提供了实践依据，亦为医学领域贡献了方法论价值。

　　第三，期待叙事医学本土化发展不断创新。基本共识是叙事医学自进入中国以来，以其与中国医学发展方向、医疗实践具体情境、中国文化根基等相契合的特征，展现了较为快速的发展态势。在此过程中，我们期待体系建构、话语表述、内容观点与路径方法上的推陈出新，相信本书诸多层面已经体现了值得借鉴的创新思维与行动。

不能忽视的是，本书是在学习引荐的基础上，将中国本土缓和医疗中的叙事医学实践加以发现、梳理和提炼，亦将成为中国主体叙事医学构建的重要组成。

北京大学医学人文学院　郭莉萍教授

2024年冬至

序三　锵锵三人行，人生三步曲

相遇

2016年春天，在我的"舒缓医学"课上，李飞老师来旁听。我当时有一点好奇，她既不是医生，又不是护士，她为什么喜欢听这个课呢？

这是最初的印象，也是困惑。

后来，李飞老师提出要对我做一个访谈，大概需要一个半小时。我说："整块儿的时间不太好找，如果愿意，您可以到我门诊来跟诊观察。"

当年这个访谈没有做成，现在回想起来，八年来我们不知道一起度过了多少个一个半小时！就在那一年，李飞老师大半年的工作时间，除了上课，就是在我的诊室里度过，每次都会给我珍贵的反馈。此前，我得到的患者、家属或是同行的反馈并不多。今天，因为《叙事缓和医疗》著作的出版，我回忆起八年前诊室里的时光，李飞老师对我的诊疗实践的反馈信息特别多，且特别细致，让我印象极为深刻。她不是评价我的医疗手段高或是低，而是对我的诊疗实践中的人文医学部分进行回应。这些反馈让我更加意识到我做的那些是对的，是值得的。李飞老师常讲她的叙事医学始自缓和医疗，而我想说的是，我们最初在诊室的互动，让我特别受益，直到现在都还特别喜欢听李飞老师给我的反馈。因为这份经历让自己坚定了以"讲故事""听故事"这种行医风格去面对患者和家属。

相识

这种风格是什么？当时我并不能说清楚。在李飞老师、王剑利老师（中国社科院人类学博士）两位人类学家的眼里，我是"天生的人类学家""天生的叙事高手"。在这样的评价之后，我的"风格"成为人类学视角里进行解读的学术问题，也在两位老师那里获得了理论的提升。接续而来，我的"风格"成为我们三人组成的跨学科团队的研究问题，换句话说，"我"是人类学的研究对象、被观察者；慢慢地，我们走在一起；继而，两位人类学家认为，"我"绝不仅仅是被观察的角色，而是深入互动的研究参与者，我懵懵懂懂地参与着研究。

关于"叙事缓和医疗"，首先，这个概念所描述的是缓和医疗，符合缓和医学学科领域与实践领域的一般框架和共识；其次，加上"叙事"二字，是因为我们将"叙事"作为工作的内容与工具。我们团队的特点是工作中充分运用了叙事路径。我们不反对讲故事，甚至比较强调用到叙事要素。例如，团队查房时，我会追问："你说说细节是怎么回事？当时患者是什么样的语气和表情？"我们在乎这些内容，因为它们富有临床价值，知晓并分析之后才能更好地帮助我们进行判断和做出照护决策。今天看来，践行叙事医学成为了我们团队的一个重要特征。

相知

在2022年"北京协和医学院叙事医学论坛"（总第六期）上，我们曾以《锵锵三人行》为题进行报告。有同行反馈说，特别羡慕这个"三人行"，也希望自己能够找到这样的同行者。在"锵锵"即学术"辩难"的过程中，我承担起了"出难题"的角色。例如，"沟通二字可以替换叙事吗？""你们为什么认为我做的是叙事医学的实践？"两位人类学家没有懊恼，没有把我出的难题视作刁难，而是不断地进行认真思考和持续解释，之后就是越来越清晰地形成了读者从本书中读到的"叙事缓和医疗"概念框架。除提出与界定外，未来这个新概念还将在理论发展与实践调适的互动中不断完善。

《叙事缓和医疗》这本著作是叙事医学与缓和医疗实践紧密融合的学术呈现，以缓和医疗实践为根基，将其中的叙事医学理念、实践路径进行提炼，成为了我国叙事医学临床实践落地的一项概念化、系统化的成果。本书既是以叙事医学视角对缓和医疗实践的深度解读，又是人类学的学术智慧促成的叙事医学与缓和医疗的双向奔赴。

作为一名临床医生，坦率地讲，早年对于人类学、叙事医学这样的学科领域都是陌生的，尤其是人类学。随着这些年越来越紧密地与李飞老师接触、求教和共处，我渐渐发现人类学原来是那么的亲切和容易理解。虽然我们三人从事的领域不尽相同，但于我而言，与人类学家一起的"三人行"使我收获巨大，也得到她们两位多维度巨大的支持。

我的事业是缓和医疗，缓和医疗是我的生命。特别想对本书的读者说，在你的事业开始成长之初，就主动去寻找像李飞老师、王剑利老师这样的同行者，不要等。

北京协和医院缓和医学中心　宁晓红教授

2024年12月

序四 "叙事缓和医疗"是一种 "互动性知识"

近年来，有幸和李飞老师、宁晓红医生一起，我们以"锵锵三人行"互动阐释的方式一起讨论"叙事缓和医疗"。因此，我是跟着宁晓红医生的"序"接着讲。

在我们三人的合作中，李飞老师基于缓和医疗实践，结合人类学原理，尝试明晰叙事医学的理论特点和临床应用价值，以此探寻叙事医学临床落地的路径；宁晓红医生是一位从事缓和医疗且拥有高超叙事能力的临床医生，在"锵锵三人行"中，她不仅仅是先锋实践者，更是一位带着缓和医疗理论框架的对话者。我则是从人类学视角出发，观察协和的叙事医学与缓和医疗如何实现双向奔赴，同时将自己研究患者群体的理论发现转化到对医患互动的思考中，形成对叙事医学和缓和医疗的本土性阐释。我们带着不同的认识框架进行对话，开启了一个奇妙的认识之旅。持续的互动、辩难和相互印证，不仅让我们各自学科的基础理念框架愈辩愈明，也督促我们返回实践场景，以相异又融通的视角重新审视自身的经验和认识，形成各自的互动性知识。

互动性知识是知识社会学的术语，大意是指拥有不同专业背景的行动者通过长期的跨学科实践形成互动性专长，这是一种始终处于过程中的知识和实践智慧，更是一种知识过程。在"锵锵三人行"历程里，互动性知识的关键进程是互动方式从人类学传统的参与观察和访谈转为三人对谈。对谈的缘起在于李飞老师认为"叙事医学与缓和医疗具有深刻的契合性"，并试图以此为突破口，寻找叙事医学临床落地的路径。当她率先向宁医生提问"缓和医疗与叙事医学有哪些相通性？"并尝试介绍自己的理解框架时，宁医生说，她要开始扮演一个"防御者"的角色了。宁医生的问题常直击要害，如"我用沟通也能解释，为什么要单独强调叙事?""你们为什么总围着缓和医疗讨论叙事,别的临床科室就没有叙事吗?"李飞老师尝试从理论框架上直接回应,但我们发现很难讲清楚,或许一个重要原因在于,既有的叙事医学是作为医学人文教育的工具被建构出来的,其理论框架并不能直接应用于医疗场景。我的建议是"倒回去",我们回到宁医生讲述的具体医疗情境中,去"深描"叙事医学的几个基本要素在临床实践中是如何表现的,去思考叙事医学的内在机制究竟是什么。实质上,这需要我们讲清楚从医疗实践中发展出的叙事要素是怎样的,讲清楚在本土文化情境下实践的叙事医学是怎样的。这也是我作为旁观的"第三方"不断追问的问题。

这一过程中,宁医生的"对话体病历"对于叙事医学的标志性意义显现出来。李飞老师很早就发现了宁医生病历书写的特殊性,主张推广这种叙事病历(我们团队界定为融入叙事性内容的现行病历)。但正是经过反复的辩难、质疑和"回头看",我们三人的关注点才真正聚焦于叙事病历,并由此进入叙事医学与缓和医疗的相互论证进程。也是从这里开始,李飞老师提炼出"叙事缓和医疗"的概念,不断深化对叙事医学的理论阐释和应用倡导。宁医生带领的缓和医疗团队以多种形式参与叙事医学的学术交流和工作坊,又在临床工作中发展出更具叙事特征的实践模式,我将之概括为"走向自觉化、团队化、系统化、理论化的叙事缓和医疗实践"。尽管宁医生始终立身于缓和医疗的理论框架进行自我阐释,但在我看来,其团队已经在自觉地"做叙事医学",尤其实现了"叙事性医疗文书的全流程书写",且通过会诊等环节,其病历是流动的、共享的,是可以"接着写"的。我则作为"锵锵三人行"中的观察者,基于本土文化情境展开对叙事缓和医疗的人类学诠释:从"关系体的人"这一基本属性来理解人,可以发现,医患交互的内在机制是基于医患共情、基于对相互依赖的文化直觉主义理解,实现隐性的痛苦、隐性的需求显性化,从而重建多元交互的关系状态。我在此基础上进一步探究舶来的叙事医学与缓和医疗所具有的社会文化根基和本土性特点,形成另一重观察视角。

回顾这一进程,或许有助于读者对叙事缓和医疗形成一种具象化的理解。在我看来,叙事缓和医疗是基于对缓和医疗实践的观察,结合叙事医学理论本土化和临床落地探索两条路径形成的一颗理论果实。一方面，它是对北京协和医院缓和医疗临床实践特征的概括和理论化，即叙事缓和医疗首先是自觉调动叙事能力开展的缓和医疗实践，就协和缓和医疗团队的具体实践模式而言，其标志性要素就是叙事病历的写作和临床运用。另一方面，叙事缓和医疗是从叙事医学的理论框架出发形成的一个本土化理论成果。

叙事缓和医疗毫无疑问是一种互动性知识。首先，作为一个新范畴，无论是指向具有叙事医学特征的缓和医疗临床实践，还是指向基于缓和医疗实践而形成的叙事医学理论新探索，它都是源于深度跨学科合作的互动性知识。其次，鉴于近年来叙事缓和医疗持续获得叙事医学领域的专家认可，也在北京协和医学院、北京协和医院的医学人文教育和临床实践得到双向深化，我们也可以将协和所推动的中国化叙事医学路径视为一种"作为互动性知识的叙事医学模式"。最后，今天呈现在读者面前的这本《叙事缓和医疗》新著，就是李飞老师在持续的跨学科互动中，沿着她的思考路径所收获的融通性成果，当然也是互动性知识。

这几年来，我们在"锵锵三人行"历程中与诸多专家学者一起，围绕叙事医学开展交流互动，始终有一种明确的自觉意识——无论是在知识话语的建构上，还是在实践路径的探索上，都要建立具有中国主体性的叙事医学。那么，我们所倡导的叙事缓和医疗致力于从两个维度进行突破。

一是将叙事医学的理论和实践置于本土文化情境中，挖掘其所蕴含的本土性特征。在中国，实践叙事医学无疑具有深厚的社会文化根基。从中国文化中人的根本属性出发来理解，叙事医学的实践本质和意义就在于"以分享缔结关系"，重建一种多重交互的、让人们"相互依赖"得以安顿的新状态。长久以来，我国的医疗实践始终沿袭着这样的社会文化脉络和传统。因此，我们视为"前沿"的叙事医学新理念，实际上或许是历史的回旋，是在医学的人文传统回归或者文化更新的过程中，生成的历史回响。

二是探索叙事医学本土化的实践路径。当前，我们基于叙事医学与缓和医疗的协同推进，基于深度的跨学科团队合作，持续深化对叙事医学教育、理论研究和临床实践的探索，在这一进程中，尤其发现了叙事医学以病历为载体向临床实践转化的可能路径。这样一种"作为互动性知识的叙事医学"，不论在理论是还在实践上，都为叙事医学本土化打开了方向。

这些尝试还能激发出哪些生长点？能蹚出哪些新路径？都值得期待。

中国社会科学院　王剑利博士
2025年元旦

前言　叙事缓和医疗：人类学方法论新探索

在"加快构建中国话语和中国叙事体系的进程中，用中国理论阐释中国实践，用中国实践升华中国理论"，叙事医学堪称医学领域树立文化主体性的突出体现。

北京协和医学院叙事医学教学科研团队于2022年正式提出"叙事缓和医疗"（narrative palliative care）概念框架：以叙事的理念和方法所做的缓和医疗实践，其中以"叙事病历"（narrative medical record）为核心概念，叙事病历界定为融入叙事性内容的现行病历。作为持续多年的跨学科研究，尤其是人类学方法论指引下的阶段性成果，叙事缓和医疗标志着我们在叙事医学道路上的尝试和探索走向了概念化、系统化。

一、"叙事医学"课程的创建历程

本书构思与撰写的缘起在于对医学教育持续不断的探索。以时间顺序大致分为如下几个阶段。

人类学调查：2012年，针对医学研究生学医动机等主题，笔者与王剑利、胡燕两位老师组成的研究团队集中访谈了60余位医学生，形成20余万字的调查笔记，并于2014年出版了《好医生是怎样炼成的——一位医学院教师的调查笔记》。被医学生的故事所触动是直面医学叙事的开端。

聆听医学故事：2013—2014年，在撰写教学参考书，以及大量阅读医学生的医学叙事文本过程中，笔者有机会走进医学生的内心世界。经由情感的触动之后，笔者逐渐意识到聆听医学故事，以叙事来与医学生进行互动，将成为医学教育的一种有效途径；进而寻求医学课程层面的尝试与行动。

酝酿开设新课：2014—2015年曾酝酿开设一门新课"疾病的表达"，其实是对叙事医学自发的认知。2014—2016年，开始接触并系统学习丽塔·卡伦（Rita Charon）医生发起的叙事医学，结合医学人类学学家阿瑟·克莱曼（Arthur Kleinman，中文名凯博文）的病痛叙事研究，包括两位学者分别提出的基于叙事的医学实践工具，以及其他相关学者的成果等，共同构成叙事医学研究的先期理论基础。彼时，作为一名医学教育工作者，笔者形成了这样的感悟：让医学生进行疾病的表达，体会并呈现疾病的意义是有价值的。殊不知，这正是笔者个人知识结构、人类学学术训练，以及医学教育思考综合而来的对叙事医学理解的前身。

暗合叙事理念的创作：2014—2017年，对近百名住院医师开展"成长危机"事件主题调查并出版叙事医学著作《直面医事危机——住院医师的人生"大考"》；2018年，以医学生的生命故事为主体编著出版《生命消逝的礼赞》等。所有这些来自教学、科研、撰写的经验都成为一种积累和必然，将笔者的教学重心引导至叙事医学路径。

生成自主思考：2017年，笔者在北京协和医学院正式创建"叙事医学"课程。伴随这门新课的成长，渐渐地，自己成为了叙事医学这个新兴领域的一名研究者与实践者。其间，愈发意识到叙事医学要做的两件事非常关键：第一件事，要清楚叙事的本质。只有这样，才能更好地理解叙事对于医学的价值。第二件事，要清楚叙事与医学结合的特定情境。而第二件事即叙事与医学的结合，可以从两个维度进行阐释：一是文学与医学在学科层面的交叉融合。饱含人类情感的文学作品帮助提升共情和反思能力，对医学构成启示；文学理论工具的运用为医学教育与实践带来温度；转化为行动能力的叙事医学有望对诊疗模式产生变革。二是叙事作为中介对主体性困境进行消解。医学实践常面临这样的情形，即归属性难题，尤其是面临重症、苦难、病痛，甚至死亡。因此，上述特定情境是对叙事本质能够被认识的深层次原因，强调前者旨在告诉人们，叙事绝不仅仅是文学造诣、文字撰写的功力，而在于叙事能够将不可理解之物变为可理解之物。提高理解力、感受力，促进关系共同体的在场、见证、担当，实现伦理责任，这是医学理应追求的目标。

二、人类学、叙事医学、缓和医疗的跨学科互动创造新知

作为促进叙事医学发展的重要力量，人类学以学科融合方式进入了中国叙事医学的构建进程，并提供了借鉴。笔者的教学与研究之路，以人类学学科视角与叙事医学相遇结缘，延伸而来的就是叙事医学与缓和医疗相融交汇。

结合本书的谋篇布局，向读者展现"叙事缓和医疗"概念的产生和发展：起点为人类学家开启叙事医学教育教学的探索，根源在于与协和缓和医学中心团队的深度融合和互动，升华于文献学习与学术交流。全书共四部分、十二章。

第一部分为叙事之道。知其然，知其所以然，知其所以必然。叙事医学作为学科发展需要具备的理论基础内容，同时也是叙事缓和医疗概念框架的理论出发点，包括主体性间性思考与缓和医疗目标的深度契合，叙事作为方法生成了缓和医疗照护的系列核心概念等，成为这一新的概念框架的哲学渊源与理论铺垫。本部分涵盖了叙事、叙事能力、叙事医学概念、叙事医学的源起、产生背景、哲学基础、文学与医学的融合理念等。其中，现象学作为叙事医学的哲学根基，提示我们对日常生活世界与客观科学世界进行区分，并关注体验和感受。在卡伦医生观点的基础上，补充并再行论述叙事的特征，同时强调了人类学对叙事医学发展的可能贡献。

第二部分为叙事育人。以缓和医疗的临床实践案例为主体，本部分内容集中展现了叙事缓和医疗的实践性与教育性。作为叙事医学的核心概念，叙事能力的培育和提升成为叙事医学教育的主要目标。在探讨国内外叙事医学教育实践状况的基础上，将具象化的能力与路径（包括观察与倾听、沟通、共情与细读、叙事写作等）作为各章主题进行分述。结合丰富生动的案例，形成文本、绘画、微电影、诗词等多元路径的融汇，叙事能力的要素与训练路径得以呈现与诠释。这些丰富多元的路径源自"不浪费的人类学"理念，以多元形式的文化表征，拉近了人与人心灵之间的距离。

第三部分为叙事缓和。笔者团队界定的叙事缓和医疗概念框架，集中表达了协和叙事医学教育实践与研究的核心主张、创新发现与理论贡献。该框架以叙事医学与缓和医疗实践的紧密融合为基础，以叙事病历为其中的核心概念，致力于以叙事思维进行病历书写，将叙事性内容融入现行病历，进而自缓和医疗领域的实践向医学界推广而形成方法论意义。作为概念化、系统化的阶段性呈现，叙事缓和医疗的探索与实践在持续完善、拓展、深化。这个相融交汇的过程和努力，旨在呼唤更有温度的医学实践。

第四部分为叙事反思。本部分旨在解析卡伦医生提出的"叙事伦理就是叙事医学"观点，同时也是对叙事医学视域下伦理问题的思考。"处处是叙事"的缓和医疗实践，既是伦理相关问题思考的动力，又是叙事伦理实践的可能解释。因为反思性叙事会以更有力度的方式带来行动，这就是叙事医学的伦理责任。笔者团队早期对平行病历工具临床适应性的质疑，构成了一段时期研究的重心，进而逐渐形成并明确了以叙事病历作为叙事缓和医疗框架中的核心概念，并预期医学界实践层面的可能变革。这些努力与阶段性的产出，都是源于思考、质疑和突破的伦理责任。可以肯定的是，在初步形成中国特色叙事医学发展态势的背景下，尽显东方气质的叙事医学，未来可期。

三、医学人文的春天来了

2024年是值得医学人文领域耕耘者铭记的一年。

为深入贯彻落实国家关于全面强化新时代医学人文建设的战略部署，国家卫生健康委等四部委联合印发《医学人文关怀提升行动方案》（2024—2027年）。这一国家层面医学人文政策的出台，源于学术共同体、实践者与政策制定者持续数年的酝酿和积累，厚积薄发。在今天，我们要进一步"聚焦人民群众日益增长的高质量医疗服务需求，以提升患者就医获得感和满意度为目标，以'相互尊重、保护隐私、严守法规、加强沟通'为核心原则，坚持'以患者为中心'，大力开展医学人文教育，加强医学人文关怀，增进医患交流互信，构建和谐医患关系"。有学者认为，医学人文的春天来了！

回顾自己的医学教育工作，可以说，是对医学人类学理解和应用的一种拓展。曾经设想过，以人类学理念有限度地影响并推动医学教育，希望发端于人类学训练得来的细腻的感知惠及医学教育。今天，得益于人类学这门学问生成了新的知识浓缩于本书，倍感欣慰，祈愿指正。

唯愿春天的脚步伴随我们一路前行。

李　飞

2024年冬至

目　　录

第一部分
叙事之道

第二部分
叙事育人

第三部分
叙 事 缓 和

第四部分
叙 事 反 思

第一部分

叙 事 之 道

　　叙事医学作为学科发展需要具备的理论基础内容，同时也是叙事缓和医疗概念框架的理论出发点。在知晓叙事医学之前，先要理解叙事的概念、特征，以及叙事医学的产生背景、学术脉络和发展概况。叙事医学并不是横空出世，是在几十年的酝酿发展的基础上，融合多学科的成果与智慧，回应并补充生物医学实践的理想框架与可能路径。

　　医学呼唤哲学解释，哲学为医学范式奠基。现象学作为叙事医学的哲学根基，提示我们对日常生活世界与客观科学世界进行区分，并关注体验和感受。当下对医学发展危机的深刻反思，促使人们寻求哲学的解释；回应时代所需，叙事医学被视为医学发展哲学化新的标志。

　　人类学与叙事医学相遇结缘，叙事医学与缓和医疗相融交汇。在舶来与重构中，通过学习引荐与梳理本土经验，中国特色叙事医学应运而生。

第一章 概　述

一、叙事概念

叙事具有普遍性。如罗兰·巴特（Roland Barthes）所言，叙事遍存于一切时代、一切地方、一切社会。我们都曾听过故事，也给他人讲过故事，常以"然后……然后……"来接续情节和线索，或是以"后来呢……后来呢……"来牵引听者走向故事的结局。叙事是重要的成长体验，是人类社会创造的典范。极富魅力的叙事表征了人类的体验，凝结了人类的智慧。

生老病死主题的叙事常见于文学家笔下，尤其死亡是文学作品中的永恒话题。在今天，这些体现人生进程的事件几乎都跟现代医学实践紧密关联。然而，在学科层面，文学与医学曾经各行其道，没有交集。经过最近几十年的酝酿，以文学与医学的真正融合作为重要前奏，进而发展成为叙事医学（narrative medicine）这一新兴的交叉学科。

案例1

华灯之下

那是一个很普通的晚上，我值班。像往常一样，我在护士站书写文件。这时，15床患者家属走过来，一脸焦虑地问："为什么患者的胃液这么多？"15床患者50多岁，与我父亲年纪相仿，平时我叫他老张。他人很好，很配合治疗。老张刚刚做完胃癌根治术，术后一直是由他爱人陪护。他爱人总是很紧张，每天无论大事、小事都要来问好几次。

接连几天的胃液增多预示着老张可能出现了梗阻的情况，我便向老张的爱人进行了详细解释，她听得不太明白，我又说了一遍，但我看她脸上的焦虑丝毫没有减轻。由于我有别的患者需要处理，便带着她找到了值班医生，让值班医生接着回答她的问题。

当我忙过一阵稍微空闲下来就快夜里11点了，老张的爱人已回到病房睡下，我找到值班医生问了下情况。值班医生说："我又给她说了一下胃液增多的原因，她一直在跟我说她家里的情况。"值班医生沉默了一下，又对我说："你知道吗？在老张来住院前不久，他们的儿子意外去世了。"

（改编自学生作业）

通过这次书写，我们能够发现，文中老张的爱人从"15床患者家属"变成了一个有独特人生故事的"人"。从数字代码到有血有肉的生命个体，原因在于，经由叙事"她一直在跟我说她家里的情况"，逐渐清晰地呈现了她这个人的整体：一位刚刚经历丧子之痛，此刻在病房陪护癌症术后丈夫的中年女性。通过这个案例，我们感受到了医护人员对患者家属的理解；通过这对中年夫妻意外丧子的具体事件，让故事的听者——文中的医护人员与故事的讲述者——患者和家属之间建立起了连接。

这个案例呈现的医患间信息流动的过程，其实质是叙事行为。那么，叙事是什么？通常情况下，一个人的叙述或故事，无论怎么定义，都被认为与主观体验、心理健康、社会因素等相契合。另外，不同学科、不同视角对其界定并不相同，如叙事学、人类学、叙事医学等。

（一）叙事学对叙事的界定

叙事学（narratology）认为，叙事是对于时间序列中至少两个真实或虚构的事件与状态的讲述，其中任何一个都不预设或包含另一个。根据看待叙事的方式，叙事包含事件序列、叙述者的话语、读者（或听者）所组织起来并赋予意义的文字等不同形式的载体。

叙事学家保罗·利科（Paul Ricoeur）借助间接认知和中介化力量，认为叙事对"归属性疑难"提供了其独特的诗学回答：一个既非实体、亦非幻象的"被叙述的自身"。举例来说，当一个个体面对重病或濒临死亡，既往的生命历程中断、关系断裂，遭遇身份认同的困境，而主体能够通过他们讲述的关于其自身的故事而辨认出其自身，经由叙事帮助主体重建连接。因此，叙事在主体身份认同过程中承担了不可或缺的作用。同时，保罗·利科提出一个观点："绝没有伦理上保持中立的叙事。"这个观点带领读者进入叙事的本质与特征领域。与其说保罗·利科的"叙事身份认同"标示的是对主体性问题的解决方案，不如说他开启了解决该问题的叙事维度。

（二）人类学对叙事的界定

人类学（anthropology）是研究文化和人性的学科，具有兼容自然科学和人文社会学科的跨学科特征，是关于不同文化的他者及他者性的学科，以文化概念为中心，以参与观察为主要方法，采取经验性的田野工作进行研究的领域。作为医学与人类学的交叉领域，医学人类学是采用人类学的理论、视角与方法，研究与健康、疾病及治疗相关认知与行为的学科。

以人类学家拜伦·古德（Byron Good）对叙事的界定为例，他认为，人们可以通过叙事与世界建立起关联，"叙事是这样一种形式：通过它，经验得到表达和陈述；通过它，事件被呈现具有某种富有意义而连贯一致的秩序；通过它，活动和事件沿着与它们相伴的经验及赋予对相关之人而言的意义的重要性而得到描述"。人类学试图强调叙事是人类赋予经验以意义的一个基础性形式，在讲述和理解经验中，它沟通并调节内在的思想情感世界和外在的行为、事件世界。

（三）叙事医学对叙事的界定

叙事医学将叙事界定为具有讲述者、聆听者、时间过程、情节和观点的故事。丽塔·卡伦（Rita Charon）医生在其2001年发表的经典文献里，除提出叙事医学是作为共情、反思、专业和信任的模型外，还将叙事知识（narrative knowledge）进行了界定，并作为叙事医学实践的理论铺垫，即"人们通过认知、象征和情感的方式来理解故事的意义和重要性的知识。指向的是参与者或观察者对情境本土的、独特的理解"。

强调叙事知识概念，以达到与医学科学知识形成对照之意；同时说明，叙事知识是可以生产、收集、获得的，从而为叙事医学成为生物医学实践模式的补充奠定初始的理论根基。

二、叙事的特征

（一）叙事概念的多元性特征

叙事，不等同于讲故事；故事本身并不是全部，也不是文学体裁或者话语方式的厘定；叙事，更多的是理解力模式，对生命、对自身的理解，叙事使不可理解之物获得了理解的可能性。叙事在时间维度中展开，叙事是时间的守护者。如今，我们通常看到的是基于文本的叙事，但不能停留在故事的表面。

从叙事学、人类学、叙事医学三个学科领域的界定出发，旨在阐明叙事概念的多元化特征。笔者曾对上述三个学科角度叙事概念以关键词来概括并对照，即分别强调时间、意义和聆听者。在今天推广叙事医学的实践进程中，尽管已积累较为可观的经验，加强理论意识是不可或缺的，尤其是一些关键概念的厘清，如叙事概念。不同学科、不同视角对叙事的界定是复杂的，亦带给我们相异的洞见；这使它在医学领域的运用变得不确定、不易界定，因为叙事这个核心概念已表明了其在定义和功能上的多元性特征。希望这一特征在医学实践中受到充分重视。否则，有可能削弱叙事在运用、意义、理论等不同层面的差异性，要么高估其适用范围，要么遮蔽其独特的价值。

（二）再论叙事的特征

关于叙事的特征，卡伦医生在其著作《叙事医学——尊重疾病的故事》里有较为详细的介绍，她将医学的叙事特征概括为时间性、独特性、因果/偶然性、主体间性和伦理性，并认为"这5个方面的叙事特征并不是彼此孤立的。在读者和作者尝试通过词语找寻意义的过程中，它们出现在一起，交织在一起，彼此强化。独特性是如何融入主体间性，因果性是如何要求时间性，伦理性是如何源于写作和阅读的主体间行为"。

叙事往往是一种回顾。当我们进入一个人物的记忆时，叙事的次序安排将是一件复杂的事情，而这也成为叙事所具有的重要特征——进入他人的经验世界。例如，一位临产的女性说："感觉自己的时间被人摁下了暂停键，我永久停留在了那个时刻，仿佛这一天永远都过不完，我不停地宫缩，但宫口永远都开不全。"在叙事的时间性特征上，我们与他人分享着一个"共通的时间视角"，然而患者的时间体验不同于周围的人。过去和现在失去了它们的秩序。疼痛延缓了个人的时间，而外在时间却匆匆而逝。为什么身患重病之后的世界会失序并需要重建，因为日常意识和体验的世界被颠覆了。

主体间性是这些特征中的一个重点与难点。卡伦医生在其著作中通过引用哲学家的观点对这个概念进行了简短的说明。在此基础上，本文稍作补充：主体间性的概念来自哲学，始于哲学家胡塞尔的现象学思想。其发生的基础除两个以上的不同主体外，还需要强调的是，在这一过程中存在共同客体。可以这样理解："医生和患者作为主体，对共同客体进行互相建构和共同建构，这个共同客体可统称为疾病故事，内容包括疾病本身，可以是由疾病产生的疼痛，也可以是疾病不同过程中的医疗决策，甚至可以是应该以怎样的方式进行医患沟通等；医患双方必然能够对这个共同客体的认识达成统一"。

除卡伦医生提出的叙事的五个特征外，结合叙事学及医学人类学学者的医学叙事观点，以下着重从普遍性、在场性及不确定性三个层面对叙事的特征进行补充。

1. 普遍性

如罗兰·巴特所言，叙事具有普遍性。叙事是与人类历史本身共同产生的，犹如生命那样存在着。叙事学以发现、描述和解释叙事的机制及对其形式和功能过程有重大意义的诸因素为目标，赋予我们一种洞察力，既深入支配符号与意指的实践系统，又支配我们对它们的阐释原则。更宽泛地讲，叙事学可帮助我们理解何为人类。叙事承担着构建人类社会知识的重要使命，作为与生俱来的能力，叙事为人类梳理自身经验，记录并见证时代的进程。

在论及普遍性与独特性、科学与叙事的关系时，卡伦医生认为，科学知识试图通过超越独特性来阐明普适性，叙事通过揭露独特性来阐明普适性。作为人类的基础性互动，叙事是进入他者进而理解他者的通路，融合了心理、情感、社会与文化等属性，与科学的世界并存且相互补充，构建起人类认识、梳理并提升经验的重要途径。

2. 在场性

在医患互动的情境下，叙事行为以有人讲、有人听的叙事形式，直接构成在场。以当下"新鲜"的语言和实时的交流搭建起医患沟通的桥梁，沿着这座桥梁，彼此交换信息：对于医者，能够听取患者的故事，吸纳并用于后续的诊疗；对于患者，能够获得医务人员的专属倾听，被尊重与见证，并形成专业回应的期待。

在中国叙事医学本土化理论成果中，叙事医学基本概念的界定涵盖了在场，即叙事医学实践者本人作为工具，全心全意地为其面对的这个人"在场"，以倾听、共情，建立关联，从而最终达成"归属"，建立伙伴关系。对照卡伦医生的观点，她认为，照护患者的医生必须从进入患者的"现在"开始，并努力吸收任何可以获得的信息。通过阅读、写作与分享，在不同的他者之间建立起联系；医生和患者恰恰是不同的他者，因为他们的苦痛或遭遇并不相通。直到写作这一行为的发生，即写作的价值是有希望连接、认同和交流。这与凯博文的"在场"（presence）异曲同工，"在场"是一种前行的召唤，或是一种走向对方的脚步。我来了，我准备好了。在这种情况下，准备好见证，准备好回应痛苦。因为照护工作带来的是身体的劳累、情绪的枯竭，有效的照护需要照护者自己经常得到实在的和情感上的支持。

这种对在场的描述充满活力，是对"临床"二字的生动诠释；在这丰富的体验中，主体之间的共鸣悄然发生。

3. 不确定性

叙事医学的成就是将优先权赋予个人的创造性，人们除进行科学的测量外，还能够想象与关注。因为叙述者是以语言而非科学公式来呈现具体独特的体验。叙事研究在对不确定性的理解与把握中具有了优势，与医学实践的结合也更具价值。不确定性是知识固有的一部分，然而在一个专业知识竞争的时代，许多人回避公开表达他们对自己所知的不确定性，害怕观众的反应。回顾了有关不确定性对认知、情感、信任和决策的影响的文献发现，虽然有一些证据表明，沟通中的认知不确定性并不一定会对受众产生负面影响，但影响可能因个人和沟通方式而异。

特定背景下的个体叙事汇聚成社会群体苦痛的一种述说；当疾病、疫情来临之后，身心的种种体验极其敏锐、尖刻，并承载起不确定性；凯博文跨文化语境下将"躯体化"概念视作人们生活苦难的首要表达方式。个人所经历的苦痛经验，以身体为媒介构成的叙事，成为自我、他人与社会的话语和行动的隐喻。卡伦医生将反思性写作纳入临床框架，通过写作捕获医学领域中的不确定性、各种悖论和可能性。群体叙事与个体叙事在经由叙事获得的身份认同是等同的，卡伦医生也佐证了这个观点，"涉及公众叙事行为与临床个体叙事实践是一致的，都是通过讲述、倾听并承担起由此带来的责任，疗愈就会发生，群体危机叙事是一种广义、慷慨的理解"。

三、叙事的价值

（一）一般意义上叙事的价值

利科认为，人类的知识大都以叙事的形式存在，人必须借助叙事才能存留关于自己或任何人和事的知识。叙事同时是知识建构的重要形式。

（二）医疗领域里叙事的价值

从患者的视角出发，疾病中断了人原有的生活情节，需要通过叙事进行重建。患者讲述疾病在体内的产生、发展、变化及后果，包括主体身份的变化。通过叙事，患者重建属于自己的语境和故事框架，进而探索疾病的意义。从医生的视角出发，叙事具有临床价值且日益得到确认。例如，一位资深疼痛专家回顾过往诊疗经历："患者来到诊室，就开始跟我讲故事。我直接打断他/她，'说，哪儿疼？'"他接着说道："疼痛专科医生关注疼痛发生的机制、药物的效果等，患者的故事不在诊疗范围。"而接触到叙事医学以后，这位专家开始重新思考倾听患者故事的疗愈功能。

（三）构成对生物医学实践模式的补充

自弗莱克斯纳（Abraham Flexner）医学教育报告发表以来，生物医学实践取得了巨大进步。然而，随着新的医学模式的提出及医学人文运动的兴起，人们愈发意识到现行医疗规范无力满足人的整体性需求。以病历为例，患病的主体被表现为疾病的栖身之所而不是叙事的能动者。作为人的患者被表述为系列躯体化指标构成的医学方案，鉴于时间上的极端压力，病历陈述被设计为排除所有那些有助于诊断与治疗决策之外的东西。生物医学模式的病历具有简洁、标准、专业、集体书写等特征，可以让医生同行迅速知晓患者情况，并实现快捷、有效的交流。在规范的病历发挥显著作用的同时，我们已经意识到了它的不足："当患者的故事被生物医学翻译之后，作为多余的不相关的信息而被舍弃，损失掉了对人的丰富情感与意义的解读。恰当的叙事行为有治疗特性，医生须在叙事行为中负起责任，务必对培育和耕耘叙事文本的意义有所作为。"人的整体性存在及叙事的本质性要求，与身心健康的影响和相互作用是毋庸置疑的。叙事进入医疗领域会取得更好的医疗效果，是合乎逻辑的。更进一步的问题是如何将叙事路径化、机制化，以及在医学教育层面，探讨叙事有机融入的必要性与方法，更加重要。有相关研究讨论循证与叙事两者的融合，其路径或许正在今日的医疗实践之中酝酿，非常值得期待。

四、叙事医学概念

（一）叙事医学概念的提出

2001年，西方叙事医学概念正式被提出。国际学术界认为，美国内科医生丽塔·卡伦是叙事医学概念的开创者，她与团队在集合了文学与医学、叙事伦理、医学人文、健康传播等领域研究成果的基础上，开创性地将文学融入医疗实践，提出了叙事医学这个学术概念，并不断完善概念体系、理论基础和实践框架。同年，卡伦医生陆续在美国《内科学年报》及《美国医学会杂志》上发表了 *Narrative Medicine：Form，Function，and Ethics* 和 *Narrative medicine：a model for empathy，reflection，profession，and trust* 两篇文章，将对疾病故事的认识、吸收、解释和感动的能力界定为叙事能力；将叙事医学界定为以叙事能力所实践的医学；以关注、再现、归属作为实践的三个要素。2006年，在其专著《叙事医学——尊重疾病的故事》里系统深入地阐述了叙事医学的特征、实践要素、伦理价值、实践和教学手段等。这些学术成果，尤其是2001年的学术论文被认为是当代西方叙事医学正式发端的标志。

案例2

日　记

老李年近80岁，平时身体状况良好，近期首诊即诊断为恶性肿瘤晚期。如何去告知坏消息？如何制订体现患者及家属意愿的综合诊疗方案？如何实践"全人"照护理念？如果接近生命尾声，我们又该如何去陪伴？

这些问题都比较棘手。江苏大学附属医院老年医学科主任医师侯莉创造性地运用日记疗法，她鼓励患者书写日记，让患者、家属在每天的记录中有所抒发，以日记为载体形成情绪释放的途径，并通过书写来增强患者的自我体验，提高存在感，从而为改变负性认知提供可能。

"老李非常依赖我。像这次我出差到北京，（分开）3天时间还可以，如果再长，他可能就会询问我什么时候回来。"侯莉医生说。

（整理自教学微电影《日记》）

究竟是什么能让患者如此信任，甚至依赖他的医生？他们之间有怎样具体的医患互动细节？本案例里的困难消息告知、"全人"照护、书写、医患信任等均是叙事医学关注的关键问题。我们同时发现，对于这位患者而言，照护相关的很多内容亦是无法以公式、纯粹的躯体化参数来呈现的。幸运的是，这位患者在最后一程遇见的医生，是以叙事能力来实践医学的优秀医者。

（二）叙事医学框架中的核心概念

叙事医学是什么？——以叙事能力来行医。

这句极其简明的解释，需要追问：什么是叙事能力？叙事能力怎么培养和提高？这个意义严格的核心界定是我们学习和思考叙事医学的起点。

卡伦医生对叙事医学框架中的核心概念进行了界定。①叙事：具有讲述者、聆听者、时间过程、情节和观点的故事。②叙事能力：认识、吸收、解释并被疾病故事所感动的能力。③叙事医学：由叙事能力所实践的医学。她称之为一种新的临床框架，为医者的职业理想。卡伦医生在《叙事医学的原则与实践》一书中对叙事医学的界定有如下补充：叙事医学起源于关于叙事与身份认同之间关系的认识，其原则和实践包括主体间性和身份认同，选择细读作为特色工具，提升创造力在医疗工作中的地位，合作式教学方法，以及叙事性临床实践，这些都围绕叙事性和身份认同的互惠展开，目的是要理解这种互惠关系展开实践。

（三）叙事医学概念的阐释

案例3

冲进诊室大吼的妈妈

早上，有位患者妈妈在诊室门外大声地抱怨我们医院医生如何不负责任，如何不愿再收她女儿入院。由于打扰到了诊室内的正常问诊，医生站起身对门外的患者妈妈说："有任何意见去科室或者医务处投诉，不要在急诊影响医生看病。"

这位妈妈瞬间就急了起来，冲进诊室大吼："你说谁呢？我和别人讲讲我女儿病情怎么了！你了解我女儿病情吗？你到现在都没有给我女儿看病，算什么医生！"医生一下子也被激怒了，义正词严地回答："排号在你前面的都没看完，你觉得我先给你女儿看对吗？"互不相让的两个人在诊室里争吵了起来，隔壁诊室的男医生闻讯赶紧冲过来拦在中间，劝说患者妈妈回到留观室等待。

（改编自学生作业）

这则案例反映了较为常见的门诊医患互动场景。

笔者在教学实践中，会引导学生讨论：①患者的需求有哪些？②如果你是那位诊室的医生，你会怎么做？③从叙事医学要素出发，对这个案例怎么进行解释？如何识别出患者需求并予以回应？如何实现倾听？医患之间怎样实现真正的弥合？对这些问题的求解是叙事医学关注的领域。

这些重要的概念——反思、叙事书写、合作照护，都可以列在叙事医学的名下。具体包括倾听患者的故事，对疾病的认知和解释，缓解患者的恐惧和担心，分享不确定性，协助适应慢性疾病等。这些工作使医生不仅仅是治疗者，还是疾痛的见证者与陪伴者。

综上，笔者尝试对叙事医学概念进行阐释与概括：以文学与医学的交融为基础，结合以患者为中心、医患共同决策、照护医学、关系医学的理念，以及社会科学、人文学科相关理论成果形成的概念集合，在实践中强调共情和反思。即前半部分阐述概念构成，后半部分强调实践中的核心要素。如果再进一步精炼，叙事医学可归纳为以叙事能力为核心概念、有效的人文医学实践模式。

参考文献

［1］普林斯. 叙事学：叙事的形式与功能［M］. 徐强，译. 北京：中国人民大学出版社，2013.

［2］刘惠明. "被叙述的自身"：利科叙事身份/认同概念浅析［J］. 现代哲学，2010，（6）：81-88.

［3］扎哈维. 主体性和自身性：对第一人称视角的探究［M］. 蔡文菁，译. 上海：上海译文出版社，2008.

［4］庄孔韶. 人类学概论［M］. 北京：中国人民大学出版社，2011.

［5］张有春. 医学人类学［M］. 北京：中国人民大学出版社，2011.

［6］古德. 医学、理性与经验［M］. 吕文江，余成普，余晓燕，译. 北京：北京大学出版社，2010.

［7］卡伦. 叙事医学：尊重疾病的故事［M］. 郭莉萍，译. 北京：北京大学出版社，2015.

［8］CHARON R. Narrative Medicine：A Model for Empathy，Reflection，Profession，and Trust［J］. JAMA，2001，286（15）：1897-1902.

［9］李飞. 中国叙事医学实践的反思［J］. 医学与哲学，2023，44（8）：8-13.

［10］陶俊杰，赵明杰. 叙事医学主体间性探析［J］. 医学与哲学，2023，44（10）：52-56.

［11］马丁. 当代叙事学［M］. 伍晓明，译. 北京：中国人民大学出版社，2018.

［12］郭莉萍. 以叙事医学实践促教学医院医学人文教育［J］. 医学与哲学，2022，43（6）：36-39，51.

［13］RITA CHARON. What to do with stories：The sciences of narrative medicine［J］. Canadian Family Physician，2007，53：1265-1267.

［14］ARTHUR KLEINMAN. Presence［J］. The Lancet，2017，389（10088）：2466-2467.

［15］ARTHUR KLEINMAN. Caregiving：The odyssey of becoming more human［J］. The Lancet，2009，373（9660）：292-293.

［16］李飞. 新冠肺炎疫情中的个体叙事分析［J］. 医学与哲学，2020，41（10）：12-15.

［17］VAN DER BLES AM，VAN DER LINDEN S，FREEMAN ALJ，et al. Communicating uncertainty about facts，numbers and science［J］. R Soc Open Sci，2019，6（5）：181870.

［18］JOHANNA SHAPIRO. The Use of Narrative in the Doctor-Patient Encounter［J］. Family Systems Medicine，1993，11（1）：47.

［19］郭莉萍，王一方. 叙事医学在我国的在地化发展［J］. 中国医学伦理学，2019，32（2）：147-152.

［20］郭丽萍. 叙事医学的发展及在地化［J］. 叙事医学，2018，1（1）：13-19.

［21］卡伦. 叙事医学的原则与实践［M］. 郭莉萍，主译. 北京：北京大学医学出版社，2021.

第二章 叙事医学发展概况

一、早期研究回溯

（一）古树开新花

当叙事医学以"崭新"的学术概念问世，我们禁不住重新去思考故事这个"古老"的词汇，特别是在医学场域下，它获得了哪些新意。具有普遍意义的讲故事的方法，对医学实践又会产生怎样的帮助。有观点认为，亦为本书所认同：叙事医学在医学领域里显得很新，但也许是医学本质中某种已被遗忘的东西，如今构成了历史的回旋。

本章从对叙事医学概念发端之前的酝酿时期开始追溯，试图勾勒出相对完整的历时线索，帮助读者理解叙事医学诞生的脉络与学术延续性；通过梳理该学术概念产生之前的研究与实践，在厘清其"前世"脉络的基础上，来更好地理解当下的学理发展路径，甚至展望未来。同时，主要梳理国内外叙事医学教育实践相关研究，并尝试概括出本土化的路径。

（二）历时线索回顾与发现

2001年，卡伦医生2篇文章的发表标志着叙事医学的问世。以2001年为界，通过对之前基于叙事（narrative）方法进行医学实践活动的研究进行回溯，基本发现有：在生物医学实践领域，这些叙事医学的"雏形"研究散见于家庭医学、精神医学、电子病历等领域，以及医学人类学领域里患者视角的叙事研究。本书统称2001年时间节点之前的研究为叙事医学的早期研究，对其梳理并形成相对完整的历时线索，旨在：第一，了解以卡伦医生为代表的叙事医学兴起的理论与实践基础；第二，帮助我们在学理路径上认识叙事与医学实践的融合；第三，通过医学人类学患者视角叙事的研究，强调多学科交叉及批判视角的重要性。

1. 计算机运用困境中蕴含叙事分野

对早期研究溯源发现，开启叙事进入医学的英文文献出现于20世纪70年代末，主题围绕使用计算机提高工作效率的方法。例如，对病历进行编码、开发相应的工具或模型等。20世纪90年代以后，随着计算机的规模化运用，人们以其作为提高效率的手段，在推进电子病历过程中遭遇的主要挑战之一是如何处理医学故事。越来越多的研究关注到该领域，人们也似乎意识到计算机运用与人类语言之间存在矛盾。这个时期的相关研究包括电子病历中医生语言刻板化、节省时间的同时需要创建应用程序解决语言复杂性问题、为医疗叙事开发出最佳的搜索结构、计算机的语言处理器识别叙述性报告中的关键信息、医疗实践中文本材料的计算机运用、简化和优化医学叙事语义解释过程、在医学文本语料库上进行有效性评价等。其中核心点在于计算机主张的模式化标准化应对思路，与叙述性文本材料的处理不相适合，而这些材料是临床数据的重要来源。

医学实践过程追求高效与简化，那么就需要妥善处理医学叙事材料并寻求解决路径。一是从科学的路径上发展，以科学的思想和方法为基础寻求更佳的技术路线；二是向着叙事医学的方向发展，或者说是非科学路径的一种可能。在处理计算机媒介运用困境的背景下，尚未触及今天所言的叙事医学的内核，但已经蕴含叙事路径的分野。

2. 家庭医学实践强调故事的重要性

与叙事相关的医学实践早期研究聚焦于家庭医学。20世纪90年代，家庭医学实践强调了故事的重要性：第一，肯定患者与医务人员分享疾病故事的临床价值，提出加强患者疾病故事受众之间沟通的方法；第二，认可讲故事方法对理解家庭医学心理问题的重要性并予以评估，以理解故事、识别风险及干预等方法实践家庭医学；第三，强调家庭医学诊疗实践中的反思性叙事，如以叙事或讲故事的方法来治疗酗酒案例研究；第四，在医疗文书方面，对叙述性或标准化格式的出院记录摘要及其影响因素进行研究等。在回溯的基础上，本文认为，家庭医学实践里以叙事或讲故事的方法及实践积累，是当代叙事医学发展史上的重要组成。

3. 叙事伦理先行发展成为教育方法

20世纪晚期，聚焦于叙事伦理学方法的研究包括肯定侧重于叙事的伦理学方法，认为个体的生命叙述是至关重要的、独特的，让医务人员通过叙事进入"患者的世界"并有助于理论和经验的提升。这些实践方法强调了叙事伦理的价值，是对参与其中的个体的尊重。另外，通过文学批评方法、叙事理论分析故事的形式，借助叙事和叙事理论能够帮助理解叙事在医学伦理学工作中的重要性；以讲故事的方法进行价值观的学习，是对讲故事这一教学工具的复兴；相较于理论阐释，在伦理教学中使用讲故事的方法对学生来说更加真实，同时兼具了批判性和反省实践。因此，在叙事医学研究与实践中，叙事伦理先行并发展成为医学教育方法。

4. 蕴含叙事理念的医患沟通惠及临床实践

早期研究中，医患沟通相关的文献可以概括为：一是蕴含了叙事医学得以确立并发展的理论基础。在叙事医学源起过程中，"以患者为中心"、医患共同决策、关系医学、照护等成为理论构成的重要组成。其中，医患共同决策强调医患之间的平等关系，是平等伙伴关系的结果。基于平等合作的价值，在沟通中发挥叙事的独特价值，既是医生赢得患者理解的努力与尝试，又是以叙事行为达到更好满足患者需求的目的。二是侧重于在临床中践行叙事理念的机制。叙事实践提供了医患沟通和理解疾病意义的处理方法，讲故事被视为临床实践的基本组成，同时涵盖了照护与情感回应等。三是叙事能为临床医生提供新的分析视角。叙事分析可用文本、语气、停顿、中断和非语言交流的微观分析技术进行分析，同时重视临床情境，帮助临床医生更建设性地运用叙事方法。

值得一提的是，此阶段沟通主题的早期研究已涉及叙事要素和本质特征，如倾听、主体间性、互惠性及不确定性等。其中关于困难消息告知、建立医患信任、医患共同决策等内容均为医学教育的重点和难点。

通过精耕细作的医患互动行为，医患沟通实践呈现出丰富的多样性，且已经蕴含叙事的理念，并以叙事价值惠及临床实践。

二、新兴学科态势显现

（一）叙事"对抗"的是医学科学实践中对人的异化

在生物医学实践模式中，"见病不见人"的诊疗走向极端的结局是患者的客体化，甚至异化。如果说患者就诊是对健康的一种期望，那么，诊疗过程中医生不问诊、不进行体格检查直接开具检查的行为会给患者带来失望。故事更接近患方的想法，医方通过关注患者的故事，就能更接近患方的观点，这对于处理慢性病尤为重要。然而，在现实的就诊流程与病历书写中，"人"成为"躯体化参数"的集合，表征人的丰富属性的"多余"信息被"果断"舍弃。当医学技术与"标准"医学语言将患者的故事驱除在规范之外，这将导致无法修复的损失，因为患者视角的解释是丰富的、多维度的。我们视医疗过程为叙事行为，叙事过程是多方参与的合作与努力，是一种互惠的体验与互动。这些观点包括倾听与关注、互惠与互动、叙事伦理等内涵，均已指向当代叙事医学的核心，成为重要的理论基础。

（二）叙事医学成为生物医学实践模式的重要补充

20世纪90年代，一些相关研究明确使用了叙事、叙事学、叙事伦理等概念。其中，以基于医学的叙事（narrative based medicine）这个叙事医学（narrative medicine）名词的前身来与循证医学（evidence-based medicine）相对应，并各有侧重地回答了临床实践中为何需要叙事，叙事在临床实践中产生怎样的价值等关键问题。研究指出，如果放弃叙事－解释模式，仅依靠"证据"，临床实践往往会遭遇困境。患者视角的解释模式能够拓宽临床医生的视角，以独特的、具体的、与情境相关的方式呈现并解释疾病。这给临床医生带来帮助，因为能获取更为全面的证据，并且在解释模式中让这些证据变得富有意义。总之，叙事医学是弥补生物医学实践不足、应运而生的新型医学实践模式。

（三）叙事医学在质疑中继续蕴育发展

与叙事医学理论和实践框架的形成相伴，早期研究即开始了对叙事走进医学的质疑。首要的批判是循证与叙事之间的"对立"。例如，20世纪90年代末有研究认为，循证医学是基于普遍性的，而以叙事为基础的医学强调个体的独特性与价值。这是一个悖论，"以叙事为基础的医学，首先让人震惊的是它的标题，是对'循证医学'的拙劣模仿"。同时，否认以叙事为基础的医学与追求普遍真理的循证医学之间的调和。在叙事医学作为学术概念诞生之后10年，有学者承接上述批判，认为医学领域的叙事有六个用途、五个争辩、七个危险。这些前后呼应的"否定"叙事的研究，给今天的学术界与临床实践者以重要的启示。

20世纪90年代末，早期研究已初步形成叙事医学理论与实践框架，包括诊疗过程中的运用及医学教育中叙事的实用性与价值，实现了叙事医学从理论到路径框架性的探索，俨然开启了以新兴学科领域同循证医学进行对话的态势。

三、叙事医学源起的影响因素

（一）时代变迁

百年前，世界上还没有计算机。20世纪70年代以来，计算机技术、互联网的兴起与广泛运用，不仅深刻影响了医学情境中的人际互动，人们的倾听、书写的基础行为都在发生着前所未有的变革。以计算机为主要媒介的技术发展、医疗科技进步，以及与此相关的医学发展危机与困境，共同构成了医学发展的新机遇。在此过程中，叙事与医学的相遇悄然发生。伴随着医学技术发展逐渐走向巅峰，如器官移植、人工智能，如何提升医学人文精神、促进医患之间的信任、提高医务人员对患者苦痛的关怀和共情，以及关注医务工作者的福祉等，成为医学教育与实践领域的新挑战。叙事医学不仅提供了理想的医学实践发展方向，还提供了具体实用的方法，并预期转化为临床医学的专业行为。拓宽生物医学视角，鼓励医务人员以整体观来认识患者，即情感、心理、社会和家庭需求等，这是医学发展一个可能的转向，即叙事医学临床框架。

（二）叙事转向

近年来，自文学研究领域延伸而来的叙事理论获得了关注和发展。其中，结构主义等成为叙事分析的理论基础。20世纪60年代以来，叙事理论逐渐变成国际性的研究论题，并具有了跨学科的特征。不同学科领域的专家学者，包括人类学家、社会学家、历史学家、批评家，甚至精神分析学家，无不以某种方式关注着叙事，尽管目标和材料分析手段不尽相同。举例来说，虽然对人类学研究而言，叙事并不是新鲜事物，但受到叙事理论的影响，人类学家开始重视叙事的理念和方法，并在医学的交叉学科医学人类学研究中运用自如，开创性地树立起患者视角叙事研究的旗帜。自1970年以来，叙事理论向跨学科性和国际性发展方向继续延展，不同学科间的相关性逐渐获得确认。20世纪80年代至今，西方学术界的叙事研究相当兴盛，结构主义、心理学模式和精神分析模式、将历史作为叙事模式来研究等新的进展与模式，被称为"叙事的转向"。

（三）医学人类学的先期基础

第一位患者是个可怜的7岁小女孩，全身大面积严重烫伤。每天她必须接受漩流澡治疗，把烫坏的肉从绽开的伤口处去除，这对她来说是极大的痛苦。她尖叫，呻吟，固执地反抗医护人员的操作，哀求他们不要伤害她……接着她以直接简单的语句告诉我她的感受……她让我懂得与患者交谈现实的疾痛经验是可能的，与那些经历最惨痛的患者见证并协助整理这种经验会有实用的价值。

以上是凯博文在《疾痛的故事——苦难、治愈与人的境况》一书前言中讲述的第一位患者的故事。1988年，他提出医患双方交流的解释模式和病痛叙事（illness narrative）概念，成为医学人类学与临床实践深度融合的典范。在该著作里，作者从医生与研究者的双重视角出发，探讨了慢性病背景下如何诠释患者及其家人对疾痛的理解，且认为这些内容具有临床用途。虽然诠释疾痛经验的故事是医生的核心工作，但这种技巧在生物医学训练中已经退化萎缩。卡伦等在其著作《叙事医学的原则与实践》"二元论及其异议"的章节里，以凯博文的患者叙事来强调患者视角对于生物医学实践的重要补充，叙事医学团队吸纳了人类学家，注重发挥其批判性视野对叙事医学带来的贡献。

人类学家拜伦·古德认为，关于患者叙事的多数文献已经探讨了患者故事的结构特征、它们与生活史的关系、它们所编码的种种疾病知识与价值，以及它们就疾痛故事对人生的影响所揭示的东西。自20世纪80年代以来，多位医学人类学家在世界范围内以患者叙事视角切入，融合民族志工具的研究与实践，成为医学人类学关注全球健康、医患互动、疾病解释模式、人文关怀等主题的重要基础。同期，在系统借鉴了叙事学、文学理论的基础上，研究范式发生了"叙事转向"，人类学领域更加重视叙事的理念与方法，这得益于人文和社会科学中对文学分析更广泛的兴趣，并较早系统关注医疗体系中的患者视角叙事与疾病解释模式，对生物医学实践构成有益的批判与反思。

如卡伦医生所言："叙事医学作用的早期证据由民族志及其作品获得确认，包括在叙事实践中学生、医生、患者获得的影响。"医学人类学家的研究提供了区域性个案与民族志成果，为今天叙事医学框架与逻辑构成提供必要的基础与见证。

在中国医学人类界与公共卫生领域融合的基础上，近年来基于临床医学与医学教育的实践与探索，可以说是医学人类学分支学科发展的一次新机遇。既以人类学母学科的根基哺育新兴的叙事医学，又以后者的临床指向拓展了应用空间。就笔者而言，人类学带来的益处，如今于叙事医学领域展开先期研究，亦是人类学理念和方法论的一次演练。

四、国内先行者的拓荒与耕耘

2011年，叙事医学正式进入我国。当年有几篇叙事医学主题的文章发表:《叙事医学——医学人文新视角》(张新军，2011)、《医学和医学教育的叙事革命——后现代"生命文化"视角》(杨晓霖，2011)、《美国叙事医学课程对我国医学人文精神回归的启示》(杨晓霖，2011)。这三篇成果作为介绍类文献，开始向国内学者阐述叙事医学的概念、原理，以及对医学教育和医学人文的价值。同年，在北京大学医学人文研究院举行的座谈会，被视为国内叙事医学发展的里程碑式事件，即自卡伦医生2001年正式提出叙事医学概念体系后10年，我国的译介、研究起步并稳步增长。2018年7月，由国家卫生健康委员会和人民卫生出版社共同主办的专属期刊《叙事医学》正式发行，标志着我国的叙事医学发展迈出了学科建制化的重要一步。《叙事医学》杂志为相关医疗从业者、研究者搭建起学术交流的平台，全面推动叙事医学的发展。十余年来，这一学术概念在医学研究、医学教育与临床实践领域均有所回应。学术界以引荐卡伦医生的著作和相关文献开始，向国内临床医学界、医学教育等领域进行了概念铺陈、方法介绍；临床实践领域在接纳理念的基础上探索叙事路径，以临床中的需求不断催生出各具特色的叙事医学实践方法；更有意义的是，在这一进程中同时开启了叙事医学本土化的思考与实践。

如下内容基于部分代表性作品且侧重于其教育和研究的学术价值（更广泛意义上的医学主题叙事性作品除外），从国外译介、国内著作、教材资料与相关著作四个方面尝试进行简要介绍。

（一）国外译介

叙事医学发起人丽塔·卡伦医生的《叙事医学：尊重疾病的故事》（中文版）（英文原版2006年出版）于2015年出版，主译为郭莉萍教授。作为引荐性作品，该书为中国叙事医学的正式发端起到了标志性作用。本书内容包括叙事医学源起背景、叙事的特征、实践要素、教育工具运用、叙事医学的伦理价值等，系统阐述了叙事医学的理论基础和实践方法。卡伦医生团队合著的作品《叙事医学的原则与实践》（中文版）（英文原版2016年出版）于2021年出版，郭莉萍教授团队为译者。本书从题目看，重在实践，内容实质则是叙事医学的学科建设导向。书中以较大篇幅阐述、论证了叙事医学的学理基础，并为今后的学科建制化发展奠定基础。此外，意大利学者马里尼（Marini）主编，李博、李萍两位教授主译的《叙事医学——弥合循证治疗与医学人文的鸿沟》，侧重学科探讨与临床实践，结合循证医学和临床研究来介绍叙事医学，将叙事医学比喻为临床医学和人文社会科学之间的"桥梁"。美国学者詹姆斯·梅扎（James Meza）的著作《西医诊断叙事与疗愈仪式》，2022年由王仲、王大亮两位教授翻译出版。该书基于人类学的民族志方法收集资料，以疗愈为问题导向，以叙事图式展开，并认为临床相遇是仪式经验的叙事结构等。

（二）国内著作

由国内多家医院的临床医护专家和叙事医学学者通力合作，郭莉萍教授主编的《中国叙事医学案例与实践》（2022年出版）一书系统梳理了近几年来我国各地、各层级、各种医疗场景中医护人员的叙事医学实践，并将其理论化，旨在探索叙事医学临床路径和方法，是叙事医学与我国医疗卫生现状及健康文化相结合的最新在地化实践探索成果，从而丰富世界范围内的叙事医学实践。在"大健康"和"大卫生"新时代背景下，杨晓霖教授以叙事搭建起医疗情境不同主体之间的桥梁，弥合沟通中的鸿沟，倡导生命健康叙事与中国叙事医学体系构建，相继于2023年出版《中国叙事医学与医者职业素养》，以及聚焦医者叙事能力同时结合医院管理与建设的《医者叙事能力与职业发展》，探寻叙事相关的能力或素养与医院管理、医师职业发展关系，并将中国叙事医学类比于"桑基鱼塘"的价值共生模式。聚焦并服务于叙事医学、医学人文教育需要，郭莉萍教授主编的《叙事医学课程思政指南》，以5门叙事医学相关课程为主体，围绕不同维度，提供了教学示例、教学资源、讨论题等丰富的教学内容。国内叙事护理领域，以两位学者和实践者姜安丽与李春为主的叙事护理理论和实践模式仍然是国内文献参考的主要框架。其中，姜安丽老师团队自2013年借鉴叙事医学理念与护理学领域结合开启探索之路，将叙事护理界定为"具有叙事护理能力的护士开展的一种见证、理解、体验和回应患者痛苦境遇的护理实践模式"，其团队侧重叙事护理教育教学体系构建，近年着力于教材编写与在线课程的推进。李春老师在其2016年出版的《叙事护理》一书中以心理疗法为基础，对叙事护理进行了早期界定，并于2021年在其出版的《叙事护理精进60讲》中修正该概念为"后现代心理学中的叙事治疗理念和方法与临床护理相结合，所产生的一种新的心理护理的模式与方法，旨在抚慰患者由病引发的心灵之痛"。

（三）教学资料

国家卫生健康委住院医师规培规划教材《叙事医学》（主编郭莉萍）于2020年出版，作为国内第一本叙事医学教材，也是第一本严格意义上的叙事医学著作，成为叙事医学教育教学开启之路的重要基础。北京协和医学院"叙事医学"课程的教材体系建设在推进过程中，紧密结合临床实践，近年出版系列叙事医学教学参考书，包括笔者主编的《生命消逝的礼赞》（2018年出版），其中收录了数十位医学生日常生活与临床实践场景下的生命故事与体验，并与不同学科、身份背景的评议形成叙事互文与互动。该书旨在推动医学院校生命教育，倡导将叙事与死亡进行连接，进而在挖掘医学教育独特性的基础上，以生命叙事切入来突显医学生情感教育、叙事教育的重要性。协和叙事医学教学团队成员、北京协和医院内分泌科主任医师李乃适教授依据授课内容，以诗词书写病历的独特创作形式所著《仁心词话——叙事医学之诗情医事》（2023年出版），成为中国特色叙事医学的一项代表作——叙事医学的诗学实践。该书融合了诗词、书法、文本不同形式，展现出独特的智慧和创造，成为医学生人文素养培育中的一抹亮彩。《直面医事危机——住院医师的人生"大考"》（2017年出版）为笔者早期的叙事医学作品，源于课堂内外学医从医故事的"触动"，发端于教育教学过程中对叙事价值的思考与梳理，并以典型的成长危机叙事为主体结合反思描述而成。

（四）相关著作

国外首推医学人类学家凯博文先生的著作《疾痛的故事——苦难、治愈与人的境况》（英文原版1988年出版，中文版2010年出版），以人类学的叙事转向，开启了患者视角病痛叙事，并成为今天叙事医学先期证据与重要补充的典范之作。此外，国内一些代表性著作中以较大篇幅探讨了叙事医学发展的关键问题，如韩启德院士所著《医学的温度》（2020年出版），提出对叙事能力概念的再界定，更加强调中国叙事医学的实践优势等；王一方教授所著《反弹琵琶——医学的现代性批判》（2024年出版），在对叙事医学产生的理论基础和脉络进行回顾分析之后，重点探讨了未来叙事医学的发展走向，并认为叙事医学是医师领衔的临床人文突围。近年来，以人类学者的"跨界"为突出特征的尝试已经结出硕果：开创且富有成效地将护理学与人类学两个学科进行融合，基于照护这一核心概念进行理论梳理和路径呈现，程瑜、张美芬、龚霓三位教授所著《照护人类学理论与方法》（2024年出版），将人类学的思考与护理学的严谨科学结合，致力于更好地改善照护行为和护理实践，与叙事的内涵和真谛相呼应、相契合。

积跬步以至千里。研究与实践领域的倡导者、先行者、探索者付诸时间、精力与智慧，充满热情地推动这一事业的发展。在拓荒与耕耘过程中，已经初步积累起了丰硕经验。

五、叙事医学视域下审视医学的本质

（一）传统文化的启迪

"见彼苦恼，若己有之，深心凄怆"是中华优秀传统文化里医学情境下的"共情"，寥寥几字如临其境；"仁爱""理达"简洁有力，成为古代医者的前提条件，也将"医乃仁术"要义烘托而出。中医四诊"望闻问切"等医学理念与实践，"人之初，性本善"等人生哲学思考在中国可说是人人皆知，广泛、深刻地影响着人们的认知；人与天地息息相关，针对生物-心理-社会医学模式，中医领域提出医道除包含社会、心理、生物因素外，还有天地阴阳、四时经纪等"时""空"因素。这5个因素形成人的"天人合一，心身合一，人事相通"的整体性，故中医学者认为中医为"时-空-社会-心理-生物医学"整体医学模式。天人合一、和合观等被视为中华优秀传统文化对人类的重要贡献，也必将成为发端于西方的医学人文运动与理论的重要借鉴。

以叙事医学的研究为例，中医学视角从医学的价值、医学人文实践、医学实践的工具等不同层面展开了学术探讨，形成中国叙事医学发展中的重要理论视野，成为彰显文化自信的坚实力量。中医领域的病历应用相关研究，概括了中医医案医话这一载体与平行病历的一致性，形神合一的整体观与叙事医学内涵的契合；在当前重视临床人文关怀、关注患者主观体验的大背景下，构建中医平行病历具有重要的理论意义与临床价值，以植根于中医学的象思维相关研究，进而影响中医学人文思想等。

《"健康中国2030"规划纲要》明确提出要"加强医疗服务人文关怀，构建和谐医患关系"。医学的本质是什么，医学的重心在哪里，人们不懈地思考与追问。然而，强调医者使命，明确医者能力和道德要求，对于我们今天探讨的医学人文教育，仍是重要的启迪和一以贯之的动力。

（二）医学实践的整合

韩启德院士在《医学的温度》一书中，对医学的本质和边界问题展开反思："人们对现代医学的不满，不是因为它的衰落，而是因为它的昌盛；不是因为它没有作为，而是因为它不知何时为止。人们因为成就生出了傲慢和偏见，因无知而变得无畏，因恐惧而变得贪婪，常常忘记医学从哪里来，又是如何走到了今天，缺乏对医学的目的和要到哪里去的思考。"

《希波克拉底誓言》对医者道德要求进行了强调，须"遵守为病家谋利益之信条"，以神祇之力求得生命与医术的无上光荣，视"为病家谋幸福"为医者的职责与使命。道德作为医学人文领域的核心概念之一，受到持续关注。随着医学科技的迅速发展，对医学本质的思考与审视返回重心。医学的本质是平衡医疗科技、生物医学模式实践重要的价值思考，并产生诸多有益的观点。强调整体性，或者整合的思路，体现在现今诸多新提法中，包括整合医学、叙事医学、系统医疗、心身医学等学科领域；共识是生物医学实践存在不足，我们需要将相关的抑或是必需的内容进行系统性整合。可以说，医学界对道德等核心概念的关注，对医学本质的审视，成为医学教育改革的重要指向。

在西方医学人文运动的背景下，一些学者、实践者的学术主张涌现出来。他们从不同的学科视角和侧重点，对医学的修复提出了建设性意见。例如，卡伦医生在《叙事医学——尊重疾病的故事》中提出，只有通过提升医务人员的共情能力、对他人痛苦的尊重及伦理识别能力，才能真正去拓宽生物医学实践的狭窄视野，做到理解患者的情感、心理、社会和家庭需求，即以叙事能力实现医疗实践的整合。此外，人类学家凯博文在照护的路径上重新审视医学的本质，他认为，照护其实远远超出了简单的诊断与治疗的范畴，照护意味着平等分享生活中的病痛和苦难，意味着共同见证治疗中的收获和失落。正是这些经验勾勒出痛与医的轮廓。那么，我们才有必要在照护的路径上重新审视医学的本质。在就读医学院时期，凯博文提出了一个问题：医学与社会、文化、心理及哲学因素都是相关的，如何将它们系统编织进临床医学实践的框架里？《照护》里给出了答案："通过联结医院与社区、家庭与社会的方式，来弥合医疗照护与人类问题之间的缝隙。"并主张在遴选医学生时，就要关注到这种人格特质，以重建医疗系统中的照护精神。同时，"我们还需要在培训他们的时候，系统性地去支持并守护他们的这种特质"。在这种社会关系视角下，相互依靠是人性的决定性特质。因为这既有进化视角的解释，又是叙事的前提。《当呼吸化为空气》的作者保罗·卡拉尼什（Paul Kalanithi）在选择学医时的心路历程是："我大学里最好的一些朋友准备前往纽约，开始混艺术圈，有的去演喜剧，有的去做记者、搞电视。我也曾简单考虑过和他们一起，从头开始新生活。但我还是放不下那个问题：生理、道德、文学和哲学，在什么地方相融交汇？"保罗最终弃文从医并选择了神经外科，作为他对医学整合路径进行求解的答案。

除医者视角对医学本质的重新审视外，患者的就医行为更加丰富地诠释着医学与人的整体性。人类学家福斯特和安德森认为："医生希望治疗疾病，但由于通常是病患，而不是疾病使我们去寻求治疗，医生实际上应对的是病患。"在医学人类学视角里，对疾病（disease）和疾痛（illness）进行区分是有意义的：患者眼里的是疾痛，各种疾痛干扰了生活和工作，去看医生时，无非是去向医生抱怨疾痛。然而，患者及其家人抱怨的疾痛问题，在医生的头脑中重组简化成狭隘的科技议题，即转化为疾病问题。在医院的场域下，临床医学能够解决的问题是有限的，对于患者而言，仅仅是一个时点。更多的照护工作则是发生在家庭，以及长期照护机构如医养结合机构、养老院；承担照护工作的往往是亲属或职业护理人员。

因此，如何寻求中国社会文化框架下疾痛的故事，包括患病个体如何面对疾痛，周遭亲属关系发生怎样的改变与应对，亲属的态度，自己的主张，以及面对现代西医为主导的生物医学框架做出的文化适应；寻找到医方与患方的差异与分歧，并致力在医学教育层面进行弥合。这是数年前笔者以人类学视角融合叙事医学的研究发端，医学"整合"的本质特征也在不断地被加以印证。

（三）医学发展危机

医学是最人文的科学，医学是最科学的人文，医学更是一门年轻的科学，在充满挑战的路上持续地发展。

为了更好地理解当下的医学发展危机，我们先将视线拉远至1910年出版的弗莱克斯纳医学教育报告。自那时起，真正现代的医学院至少必须依赖于化学、生物学（包括植物学）和物理学方面的知识，其中，将现代医学的训练框架设定为解剖学、生理学、病理学、药理学等，遗憾的是没有将整体的人纳入临床实践视野。医学目标被窄化为"努力去与疾病战斗"，并认为将来的病理学、诊疗方法和医学实践依赖那些在自然科学方法下受训的人。科学成为医学实践的思想和方法的基石，生物医学基础成为医学发展与实践的优势与准则。自此，医学发展进入了高歌猛进的时代，亦为人类健康带来巨大福祉；医学院照此科学标准，对医学生进行系统化培训。1977年，美国医学家恩格尔（Engel）提出生物-心理-社会模式，增加心理和社会两个维度的理由在于医学发展面临危机，而根源在于生物医学模式没有为疾病的社会、心理和行为留下空间。恩格尔认为，在不牺牲既有模式巨大优势的前提下，补充对待疾病的方法，倡导发展出新的医学模式。围绕新的医学模式、"二元论"哲学基础，以及医学人文运动兴起等背景，近几十年来现代医学展开并进行着深刻全面的反思。其中一个焦点是人们意识到了现行生物医学实践的缺失，要么是"见病不见人"，要么是人与病彼此分离。可以说，叙事医学是应运而生，致力于弥合这种分离，让医学重返对整体的"人"的关注；致力于去平衡弗莱克斯纳模式的问题，从而践行有温度的、有效的人文医学。

参考文献

[1] 李飞. 叙事医学的本土化实践路径探析 [J]. 中华医学教育，2022，42（1）：29-33.

[2] 郭莉萍，王一方. 叙事医学在我国的在地化发展 [J]. 中国医学伦理学，2019，32（2）：147-152.

[3] JOHANNA SHAPIRO. The Use of Narrative in the Doctor-Patient Encounter [J]. Family Systems Medicine，1993，11（1）：47-53.

[4] ENKIN MW，JADAD AR. Back on the hook：Narrative based medicine：dialogue and discourse in clinical practice [J]. CMAJ，1999，161（3）：297–298.

[5] WOODS A. The limits of narrative：provocations for the medical humanities [J]. Med Humanit，2011，37（2）：73-78.

[6] 马丁. 当代叙事学 [M]. 伍晓明，译. 北京：中国人民大学出版社，2018.

[7] 克莱曼. 疾痛的故事：苦难、治愈与人的境况 [M]. 方筱丽，译. 上海：上海译文出版社，2010.

[8] 古德. 医学、理性与经验 [M]. 吕文江，余成普，余晓燕，译. 北京：北京大学出版社，2010.

[9] CHARON R. The patient-physician relationship. Narrative medicine：a model for empathy，reflection，profession，and trust [J]. JAMA，2001，286（15）：1897-1902.

[10] 卡拉尼什. 当呼吸化作空气 [M]. 何雨珈，译. 杭州：浙江文艺出版社，2016.

[11] 郭丽萍. 叙事医学的发展及在地化 [J]. 叙事医学，2018，1（1）：13-19.

［12］梅扎. 西医诊断叙事与疗愈仪式［M］. 王仲，王大亮，译. 北京：清华大学出版社，2022.

［13］郭莉萍. 中国叙事医学案例与实践［M］. 北京：北京大学医学出版社，2022.

［14］杨晓霖. 中国叙事医学与医者职业素养［M］. 广州：广东高等教育出版社，2023.

［15］杨晓霖，王华峰. 医者叙事能力与职业发展［M］. 广州：广东高等教育出版社，2023.

［16］郭莉萍. 叙事医学课程思政指南［M］. 北京：中国科学技术出版社，2023.

［17］黄黎烜，周晨枫，张程程，等. 叙事护理中文文献研究［J］. 医学与哲学，2023，44（12）：63-67.

［18］姜安丽. 叙事护理的发轫与探究［J］. 上海护理，2018，18（1）：5-7.

［19］李春. 叙事护理精进60讲［M］. 赤峰：内蒙古科学技术出版社，2021.

［20］郭莉萍. 叙事医学［M］. 北京：人民卫生出版社，2020.

［21］韩启德. 医学的温度［M］. 北京：商务印书馆，2020.

［22］王一方. 反弹琵琶：医学的现代性批判［M］. 北京：北京大学出版社，2024.

［23］程瑜，张美芬，龚霓. 照护人类学理论与方法［M］. 北京：北京大学出版社，2024.

［24］薛崇成，杨秋莉. 中医的医学模式与中医学心理学［J］. 亚太传统医药，2006（1）：31-33.

［25］杨秋莉，王永炎. 叙事医学的平行病历与中医学的医案医话［J］. 现代中医临床，2015，22（3）：1-4.

［26］王子旭，王永炎，杨秋莉，等. 叙事医学的故事思维与中医学的象思维［J］. 中医杂志，2020，61（16）：1384-1386.

［27］凯博文. 照护：哈佛医师和阿尔茨海默病妻子的十年［M］. 姚灏，译. 北京：中信出版社，2020.

［28］ARTHUR KLEINMAN. Presence［J］. Lancet，2017，389（10088）：2466–2467.

［29］FLEXNER A. Medical education in the United States and Canada［M］. Boston，MA：The Merrymount Press，1910.

第三章　叙事医学理论基础

叙事医学的兴起与发展建立在现象学、叙事学、人类学等学科，以及文学与医学的交叉融合、以患者为中心、注重关系、医患共同决策等研究领域的成果基础之上，是多学科的关注、研究与实践范畴。涉及的相关概念广泛且多元，一方面，这些共同的理论基础为叙事医学的发展提供了必要的理论支撑，同时也丰富了医学人文学科的建设维度；另一方面，也成为叙事医学不断丰富、提升学科架构与理论深度的起点。本文侧重于叙事医学的哲学基础、人类学理论贡献两个维度。

一、叙事医学的哲学基础

（一）现象学作为叙事医学的哲学根基

作为20世纪西方最为流行的哲学学派之一，现象学的兴起沿袭了西方哲学的精华，同时与时代潮流、文化表征相互融合。追溯作为叙事医学哲学根基的现象学，将会涉及现象学导向的哲学家，如胡塞尔、梅洛-庞蒂、萨特，以及诸多的文学家、社会学家、人类学家等。

拉远视距，黑格尔的现象学与当今意义上的意识现象学，即胡塞尔的现象学，无论在主题上还是在处理方式上，尤其是在基本问题的提出和意图上都毫无关系。然而，黑格尔关于感性确定性的表述非常精彩：不但作为"最丰富"的，而且作为"最真实"的知识显现，感性具有最多的丰盈和最高的真理。感性确定性的本质就是直接性。这同时成为医学领域情感教育的哲学基础与启示。

自胡塞尔以来，现象学有了重要的区分：胡塞尔及其追随者认为，科学世界植根于生活世界，后者是我们日常的、直接的、活生生的、经验的世界，常被用以对比科学的客观世界；科学的客观世界往往是对严格意义的现实的表达。日常生活世界与客观科学世界的区分，构成了思考的前提，在医学教育中，也是不可逾越的认知基础。因为医学生常发问：证据在哪里？这是真实的吗？作为人类生活中发现并必然使用的两种真理——处境真理和科学真理，它们是一种结构性存在关系。叙事是医学处境真理的栖身之所。生病后，患者被强行牵引回自己的身体，并深陷其中的存在困境（即病痛）。当疾病来临，尤其是重疾或关乎生命的情形下，自我、世界的关联发生变化，甚至导致世界的摧毁，都涉及了自我与世界的重新关联和意义的转换，即叙事的领地。胡塞尔认为，现象学的还原是对绝对直观的把握。人们需要寻找以经验去认识世界的通路，而"认识论从来不能并且永远不能建立在任何一种自然科学的基础上，只有关系本身作为一种可直观的东西被给予，才能够理解这种可能性"。这里的关系指认识和认识客体两者的关系。无论是卡伦医生所倡导的叙事医学，还是医学人类学家凯博文所阐述的照护的本质与路径，注重"关系"这一理念都获得了强调。

将现象学与客观化的先天科学区别开来的，是它的方法和目的。现象学的操作方法是直观阐明的，对意义进行确定与区分。它比较，它区别，它连接，它进行联系，它分割为部分，或者去除一些因素，但一切都在直观中进行解释。一旦它对那些作为统治着客观化科学可能性之原则的基本概念和基本定理进行阐明，那么它便结束了，客观化的科学便从这里开始。因而它完全是另一种意义上的科学，并且具有完全不同的任务和完全不同的方法。例如，疾痛作为一个"整体"，是一个总体的经验，我们既要探讨经验的对象，又要探讨躯体的感受力与经验组织的过程和不同的感知维度。

从胡塞尔到海德格尔，对"事情本身"的差异性理解致使海德格尔的现象学研究在胡塞尔的基础上发生了一个转向，而这个转向之所以被表述为现象学的解释学转向，关键在于海德格尔所思考的存在论现象学的出发点从纯粹意识转向此在，随之使现象学的研究方法也发生了根本性转变。由此终结了胡塞尔的意识现象学，开启了普遍的现象学存在论。

可以说，对上述哲学概念和语境的理解有难度和挑战，本文尝试加以概括和归纳：现象学主张直观中的解释，从而与客观化的科学变得不同；对应并转化到医学实践情境，现象学的贡献在于解释学的转向，提示我们要关注到事物本身，在对日常生活世界与客观科学世界区分的前提下认同其作为结构性的整体性存在，强调体验与感受。

（二）自我概念与叙事建构

案例1

宣　　判

周日，我带我爸去市医院急诊科拍片。一般情况需要等待20分钟出结果，我们就找了一个平时不太走动的亲戚帮忙。她出来后，第一个举动是把我搂了过来，说，你爸这个病不太好，是肺癌。

我当时的感觉真的是晴天霹雳，天塌了！

（一位患者女儿的访谈）

在医疗规范中，肺癌的诊断不能仅依据一张片子。此处，受访者或许没能清楚记得并准确复述医务人员在告知时，有没有使用"疑似""怀疑"这样的字眼。暂且将科学性放置起来，笔者仍被患者女儿听到父亲被"宣判"消息时的震撼所触动："天塌了"！她的描述反映的是自我与世界的关联发生巨变，同时蕴育着新的连接需求及叙事的发生。因为病痛叙事的直接动机始于伤害或缺乏，病痛意味着失去、改变、中断或者永久的丧失，这也是叙事与医学联姻的必然性。

在探究叙事医学适合对应哪些患者这个问题时，一方面，作为有温度的医学，其实践应为普遍的现代生物医学实践领域的有力补充；另一方面，从其与缓和医疗、康复、肿瘤、护理等领域更早更深入地发生融合可知，叙事医学作为回应苦难的学问，将更适合重疾、慢性的长期的病痛与照护领域，并在这些领域率先积累实践经验。笔者在阅读和深入思考中，进一步找寻到了证据："伴以悲伤和其他极端体验的严重病患，引发了对生活世界之躯体化体验中的一个转变，即导向文学理论家所称的'世界的摧毁'"。人类学家整合了文学家的理念及临床医学的实践，而后以术语即叙事来将诸多经验和事件想象性地联结而成，作为重构世界的努力。例如，人类学家古德认为，躯体化的经验、主体间的意义、反映并再作用于患者经验的叙事、调节患者行为的社会实践，这四者间的关系是其叙述的核心。

鉴于此，叙事的价值将会在对生命构成挑战的情形下得以强烈突显。同时，"自我"作为哲学、心理学等学科的关键概念，是相对于"世界"而界定的。当自我与世界之间的链条被打破，需要重新建构时，"自我"的意义也浮现出来。我们得以触及他人的自我不仅仅是通过躯体化经验的直接描述，还可以通过对生活世界的描述。在模仿与实现的过程中存在矛盾，如果成功实现想要模仿的目标，我们可能会发现它们并没有给予我们所想象的那种满足；挑出了我们自己的或我们所选择的目标的毛病，我们重新开始了对"自我"满足的虚幻追求。"这一无法逃避的模式如果不是我们的现实生活的基础，那它至少是一切现代叙事作品的基础，因为它的死亡就是虚构与欲望的死亡"。这段解释某种程度上是"自我"这一关键概念在叙事语境下的由来。

叙事如何能够构造自身？上述这段反映该患者女儿心理状态的表述即叙事构造自身的解释。在医学实践情境下，叙事能够达成对主体性归属困境的消解，通过重建自我与世界的关联来实现。崇尚叙事行为与文本内容，现代解释学认为故事讲述的是最杰出的行动。有研究认为，"自我"是内科医生最重要的治疗手段，因为治愈来自坐在患者旁边，身体前倾并全身心地去倾听，没有打断或是准备评判，常超越任何疗法。而当这样做时，依赖和信任就开始产生了。在此意义上，叙事医学倡导的倾听与关注，具有深厚的哲学基础，且实现了将抽象的哲学概念具象化为可操作的路径。

（三）真实性问题

1. 知识的建构

在北京协和医学院叙事医学课程教学微电影《小壁虎》里，几位6岁左右的孩子画出了五颜六色的壁虎。医学生据此提问：这些孩子可能没有看到过真正的壁虎？

延伸而来的实质问题是知识是如何生产的。

启蒙运动之后，人们常将知识分为两类，一是科学知识，二是人文社科知识。前者被视为不受社会的限制，具有价值中立性和普遍一致性。后者则相反。不同观点认为，科学知识并非完全取决于人们对自然现象的观察和总结，而是受制于各种各样的社会因素，属于社会建构的结果。还有观点试图打破这一知识性质的二分法，认为自然科学知识也是社会建构的产物。不言而喻，在医学发展中，利用医学改造社会的期待彰显着医学知识建构过程中的社会作用。例如，比较典型的具有社会文化影响因素的疾病，或者说健康问题的社会建构包括艾滋病、麻风病、神经衰弱、网络成瘾等。

叙事学亦提供了对知识的认识路径。基本观点为，叙事是知识的构成与存在形式。利科认为，人类的知识大都以叙事的形式存在，人必借助于叙事才能存留关于自己或任何人和事的知识。

2. 对真实性问题的认识

在叙事医学课程教学中，常有学生提出问题：患者讲述的故事是真的吗？我们如何判断故事的真实与否？如果患者讲的故事是虚构的，是否会对诊疗带来不良影响？这里涉及的是"真实性"问题。知识建构中的关键问题："何为真实"或者"真实意味着什么"是区分不同的研究范式（实证主义和自然主义）中的关键问题。

第一，探讨真实性问题的源头。所谓真实，在西方数学和科学的发展与取得知识特权地位的前提下，构成对"真实"界定的基础。在这个意义上，叙事与科学的互动值得深思；前文曾提及叙事知识的概念，其中的认知、象征与情感等关键词告诉我们：叙事不同于科学。人们倾向于认为"真实"是不受变化影响的知识，例如，一张放置在教室的实体的书桌是真实的，这成为人们认知中占据优势的思维指向。在叙事中，真实是依赖时间的，并因其特征而分离于科学。例如，无法以实体形态呈现的一则故事，人们对其的认知则不同于一盆植物；因为前者是被建构的产物，是区别于以实体形式进行观看和识别的存在。如果仅从优势路径即以自然科学认知为基础看待问题，对待叙事的真实性往往形成质疑。而从叙事学角度讲，真的叙事与假的叙事之间并没有我们所设想的明晰区别。

第二，"虚构是什么"同样源于对真实性问题的认识。由于人们希望以自然科学作为真实的基础，西方哲学家们发展出这样的逻辑，并且需要说明如何才能靠感觉资料将语言准确地与世界进行联系。我们所区分的真与假、事实与虚构等范畴并不能被简单地强加于叙事的逻辑。或许还有一条解释的路径：除西方科学的演进外，中国文学成为对求真的目标对立的知识系统和认知习惯，如中国的诗歌重抒情言志，相比而言，不重叙事。因此，如何在叙事的思维前提下达至对外在世界的感知和理解，是复杂而深邃的问题。

第三，没有伦理上中立的叙事。我们的叙述、表达仅仅也只能是现实或事实的某个方面，同时，不可避免地呈现作者或叙述者的态度、意图与价值观。如利科所称，"绝没有伦理上保持中立的叙事"，叙事一旦在人类时间中展开，就已包含显在或隐在的价值判断。在这个意义上，故事不是逐字逐句地"重现"体验，叙事是一种建构。

第四，从建构主义视角理解真实。参与者主体总是在占据研究参与者的角色之前、其间和之后建立知识。研究参与者的主观性及其相关经验处于持续被收集和修改的过程中，因此，无法根据参与者提供的回答是否与客观对应来确定参与者回答的真实性。此处，研究者、被研究者共同被称作研究参与者。承认他们的主观性，以及材料收集过程中的建构性，不能以所谓的客观来对应真实性。以质性研究中的访谈为例，调查内容的呈现是基于参与者的主观性及相关经验的叙述、修改、意义化的过程。对于真实性的讨论，要清楚除实证主义外，还有其他的认识世界的本质、生产知识的视角和方法。例如，建构的学习理论是以现象学、叙事学、扎根理论、民族志、案例分析等理论与方法进行研究的。

（四）医患共同决策理念

案例 2

我听你的

"侯医生，我昨天去洗了个澡。"他没有直接回答我的问题，"你告诉我以后，我让儿子陪我去洗澡了。一块石头落下来。"他用手做了一个向下的姿势，仿佛在做一个了断。他说："我等了1个多月，终于知道了。下面，我就听你的！"

"好，我们一起向前走！"我说。

告知不是目的，告知的是希望。

对于目前已经多处转移的肿瘤本身，手术已不再是首选，根据他的身体评估和各项化验指标，与肿瘤科医生商定后，我们认为靶向药物联合口服化疗药还值得一试，相比通常所说的"没法做手术了，你也不能承受静脉化疗药物了"，这次，在沟通上我更换了表达的方式："老李，肿瘤的治疗方法有很多，有手术，有放化疗，有靶向，有中药，有免疫。以你现在的情况呢，我们商量觉得最适合的是靶向联合口服化疗药，这是目前对你最好的办法，你想试试吗？"

"有希望就治！"老李非常果断地挥了挥手。

"如果有效的话，你很快就能吃饭了。"

"在服药过程中出现任何的不舒服，你告诉我，我们随时都可以停。"

"好，我听你的，听你们的！"

"你自己的感受最真实，我们一起听你身体的！"

（整理自教学微电影《日记》）

医患共同决策理念被视为叙事医学发起的重要背景。作为一种日益受到重视的理念，医患共同决策是参与关于选择的对话，与以患者为中心的医学实践等理念一道成为良好医疗实践的标志；是医生和患者被视为平等伙伴关系的一种结果。医患沟通的一个目的是做出医疗决策：传统模式是家长式，最近20年被替换为共同决策模式。后者合乎逻辑的地方在于，为了做出这样的决策，患者需要信息。研究表明，对于那些诊断、预后和治疗等要经受生命考验的患者来说，获知医学信息的愿望愈加强烈。比较早期的医疗沟通研究已经做出两种区分：一种是以治愈为中心的工具性行为，一种是以照护为中心的情感行为。然而，不得不说，在今天的医疗实践中，前者被放大逐渐成为不容置疑的主体，而照护的意识和行为却面临衰减。

倡导平等的价值是医患共同决策、以患者为中心理念哲学思考的基础。

二、人类学的理论贡献

（一）人类学的叙事传统为叙事医学提供理论基础

从哲学层面看，卡伦医生提出的叙事医学是一次全新的阐述，帮助人们拓宽了生物医学视野，进入了现象学的分析情境。从人类学视角看，医学人类学家倡导对医学实践进行反思，致力于将医学倡导的客体化、对象化的理念，转变成社会的、心理的、社会境遇的、文化系统的理解与实践。可以说，医学人类学与叙事医学在对待医学实践模式修正的努力上，异曲同工。

人类学有叙事的传统。在医学人类学领域患者叙事的临床实践与研究中，人类学家凯博文的研究堪称典范。他认为，医生的最佳实践是根据疾痛经验的现象学理解，以及疾痛经验对患者的心理和社会的影响来安排治疗。实施这种治疗需要态度、知识和技巧训练，而这种教育与现行的医生培养和医疗体制的着眼点是不一样的。凯博文认为，诠释疾痛经验的故事是临床医生的核心工作。他借鉴人类学方法，将微型民族志、生活简历等引荐入临床工作，方法论基本要素是设身处地的倾听、转译和诠释。近年来，随着叙事医学的兴起和发展，来自医学人类学的研究成果逐渐受到关注。例如，微型民族志方法对叙事医学方法的补充借鉴，值得深入探究（后续的章节会展开讨论这个议题）。

　　人类学将文化与疾痛体验相连接，认为人们的疾痛经验总是受到文化影响，并对疾痛意义进行解析。疾痛常与情感问题、社会关系紧密联系在一起，也常笼罩在迷雾中。由于主观性，或者说主观感受的差异与难以测量，疾痛问题成为不好验证的一道难题，作为慢性疾痛经验与多重关系交揉在一起，无法核实，但却影响到疾病的控制，成为隐性现实的无声标志。在叙事医学研究领域，人类学为其提供了丰富的区域性材料、个案研究、跨文化比较样本等，尤其成为患者视角叙事的重要证据，为临床实践改善带来不可或缺的价值。

　　（二）"深描"成为死亡情境下叙事的重要路径

案例3

最后一次告别

　　这一次的经历让我非常真实地面对了一次死亡的场景。那位父亲眼中的"光"我永远无法忘记：那是一种抱歉，是一种没能让孩子活下来的抱歉；是一种遗憾，是一种没能好好跟孩子告别的遗憾；可它更是一种爱，一种这位父亲没能送出去的、饱含深情的爱。死神在我们的印象当中总是凶神恶煞、冷酷无情，死亡仿佛永远是一个悲伤而沉痛的话题，我们似乎非常畏惧向那个方向看去。然而，这个话题却是我们每个人必须面对的课题，也是人类永恒的话题。于是，当我们定睛凝视它的时候，就会发现，它其中有着更为丰富的感情，有抱歉，有遗憾，可是更关键的，是有爱。亡者向生者的期待，生者向亡者的哀思，正是一种跨越阴阳、双向奔赴的情感。

（改编自学生作业）

　　作者是一位医学生，他将参与遗体捐献过程中的所见所感书写下来。我们通过作者对这位父亲眼中"光"的"深描"（thick description），去感悟文字中那位父亲的复杂心境。经过这次观察和用心思考，我们看到了作者已经改变了对死亡的固有看法，外化出死亡当中蕴含的丰富情感："有抱歉，有遗憾，可是更关键的，是有爱"，从而成为可贵的生命探索之旅。

在一些文化中，死亡饱含消极隐喻，成为禁忌的空间。在中国，人们常引用孔子的话"未知生，焉知死"，并据此作为死亡观理解的基础，表现为讳莫如深。学术界的观点相异：有的认为这是孔子回避死亡的态度，有的认为这句话反映了孔子积极的现世人生观，有的认为孔子不回避、不畏惧死亡并构成珍爱生命努力实现人生价值的当代启示。然而，医学教育过程中缺少对生命教育的系统性应对，且由于来自传统的死亡认识等观念对医学实践构成挑战。人们美化生死两项之一的出生，损害两项之一的死亡。但这只是我们对"生命意义"的种种深层偏见之一。"心存异趣"的人类学旨在摒弃文化偏见。民族志研究发现，有些"原始人"进行的仪式，目的不是消除死亡，也不是"超越"死亡，而是在社会关系上连接死亡。例如，经由仪式建立起一种交换：人们从随机的、不可逆的自然死亡，过渡到一种馈赠与接受的死亡。

为了探索医学生"死亡"这门必修课的教学路径，数年前，笔者将聆听、阅读到的医学生的生命故事编辑而成《生命消逝的礼赞》一书。希望通过直面死亡的叙事来呈现：借以医学的实践，我们共同追寻的目标不再是隔离和区分，而是共情、互惠、弥合，这样来自医学的努力就会更加温暖。

三、理论的反思

在福柯看来，临床医学既是对事物的一种新切割，又是用一种语言把它们接合起来的原则，这种语言就是我们所熟知的"实证科学"语言。18世纪的医生总是以这样一个问题开始与患者的对话："你怎么不舒服？"但现在被另一种问法所取代："你哪儿不舒服？"从中可以看到临床医学的运作及其全部话语的原理。"以患者为中心"的转换，从生物医学模式到注重人的整体性的新模式，都构成了叙事医学兴起的共同背景与理论基础。

在以卡伦医生为代表的叙事医学的学科体系建设中，包含对叙事医学的哲学根基和理论依据的论证，如现象学和叙事诠释学视角。叙事医学强调了四个关系：患者-医生的移情参与、医生自身-反思实践、医生同事-专业，医生-社会，即分别强调了医患之间、医生与自我之间、医生与同行之间及医生与公众之间的关系。可以说，叙事医学融合了医疗实践行为、人际互动与信任建立、医学训练的实践性知识、医生职业精神等内涵，合理化医患的共同目标，并与医学科学相对照，进而呈现出医学的温度与关怀。

考虑到中国具体的社会文化情境，不是首先讲"自我"，而是讲家庭、家族、集体里的个人。或许是，中国人的叙事医学实践，在反思疾病与自我的关系时，更多呈现的是疾痛与家庭，即所带来的对家庭、其他人的影响和互动。在哲学意义上，需要结合现象学哲学基础进行叙事医学适应性的理解与诠释，不仅是建立起跨文化视角的理解并惠及临床实践，长远目标更是构建起中国主体叙事医学。在对叙事医学本质的认识，以及来自临床实践中的研究发现，笔者认为，除来自西方的共识与实践经验，中国优秀医生的临床实践是与患者、患者家属、社会工作者、志愿者及其他医生同道一起，做出与中国的社会文化相适应的探索，对这些叙事医学实践的识别、挖掘、梳理与提升，构成中国叙事医学实践路径的重要启发。可贵之处还在于：既不是照搬书本，又没有不加甄别地借鉴西方经验，优秀的先行者充分展现了创造性，依据具体情境、运用中国智慧，呈现了植根于本土的医学与人文的完美结合。

"医疗中的倾听、共情与叙事，不过是医学实践的常识"，在常识的概念框架下认识叙事医学，表面看来似乎是合乎逻辑的。因为将医疗情境下的医患互动为代表的人际交往模式与日常生活比较，既是有益的，又是将科学回归社会的努力。然而，作为新兴学科领域、理想的临床实践模式、医学人文实践的发展方向，叙事医学的精进与高质量发展需要构建起核心概念、理论基础、理论体系、方法论与研究方法等，任重道远。

参考文献

［1］海德格尔，古兰特．黑格尔的精神现象学［M］．赵卫国，译．南京：南京大学出版社，2018．

［2］方新文．叙事医学的"对话"图式［J］．医学与哲学，2020，41（10）：9-11，66．

［3］胡塞尔．现象学的观念［M］．倪梁康，译，北京：商务印书馆，2016．

［4］石佳．从胡塞尔到海德格尔：现象学的解释学转向［J］．河南师范大学学报（哲学社会科学版），2013，40（2）：29-32．

［5］古德．医学、理性与经验［M］．吕文江，余成普，余晓燕，译．北京：北京大学出版社，2010．

［6］马丁．当代叙事学［M］．伍晓明，译．北京：中国人民大学出版社，2018．

［7］SHANNON MT．Giving pain a voice：narrative medicine and the doctor-patient relationship［J］．J Gen Intern Med，2011，26（10）：1217-1218．

［8］ONG LM，DE HAES JC，HOOS AM，et al．Doctor-patient communication：a review of the literature［J］．Soc Sci Med，1995，40（7）：903-918．

［9］卡伦．叙事医学：尊重疾病的故事［M］．郭莉萍，主译．北京：北京大学出版社，2015．

［10］陶俊杰，赵明杰．叙事医学主体间性探析［J］．医学与哲学，2023，44（10）：52-56．

［11］巴特．叙事作品结构分析导论［M］．北京：中国社会科学出版社，1989．

［12］福柯．临床医学的诞生［M］．刘北成，译．译林出版社，2001．

［13］郭莉萍．以叙事医学实践促教学医院医学人文教育［J］．医学与哲学，2022，43（6）：36-39，51．

［14］RITA CHARON．What to do with stories：The sciences of narrative medicine［J］．Canadian Family Physician，2007，53：1265-1267．

［15］ARTHUR KLEINMAN．Presence［J］．The Lancet，2017，389（10088）：2466-2467．

［16］ARTHUR KLEINMAN．Caregiving：The odyssey of becoming more human［J］．The Lancet，2009，373（9660）：292-293．

［17］李飞．新冠肺炎疫情中的个体叙事分析［J］．医学与哲学，2020，41（10）：12-15．

［18］VAN DER BLES AM，VAN DER LINDEN S，FREEMAN ALJ，et al．Communicating uncertainty about facts，numbers and science［J］．R Soc Open Sci，2019，6（5）：181870．

［19］普林斯．叙事学：叙事的形式与功能［M］．徐强，译．北京：中国人民大学出版社，2013．

［20］JOHANNA SHAPIRO. The Use of Narrative in the Doctor-Patient Encounter［J］. Family Systems Medicine，1993，11（1）：47.

［21］克莱曼. 疾痛的故事：苦难、治愈与人的境况［M］. 方筱丽，译. 上海：上海译文出版社，2010.

［22］李泉，杨同卫.“未知生，焉知死”的伦理意蕴及当代启示［J］. 中国医学人文，2023．9（7）：38-40.

［23］波德里亚. 象征交换与死亡［M］. 车槿山，译. 南京：译林出版社，2006.

第二部分

叙 事 育 人

　　本部分以缓和医疗的临床实践案例为主体，集中展现了叙事缓和医疗的实践性和教育性。叙事能力是叙事医学的核心概念，叙事医学教育旨在培育和提升叙事能力，具体路径包括观察、倾听，沟通、共情、细读，写作等，结合大量鲜活生动的案例，以文本、绘画、微电影、诗词等多元路径的融汇，在协和叙事医学教育实践经验的基础上，本部分重点聚焦于呈现、诠释叙事能力及其训练路径。

　　当人类学遇见医学，在医学教育与实践层面带来互动性的知识创造和智慧凝结，开启了"文化的环程"之旅；以多元路径进行叙事实践，将各种隐喻与"不可言说"显性化，达致叙事医学教育的真谛。这些丰富多元的路径源自"不浪费的人类学"理念，以多元形式的文化表征，拉近了人与人心灵之间的距离。

第四章　叙事医学教育实践

一、人类学与叙事医学结缘

（一）基于人类学的教育探索与实践

时间追溯至2012年。为了更好地服务教学，更清晰地认识医学生，依据人类学训练，笔者与研究团队（中国社会科学院王剑利、北京协和医学院胡燕两位老师）进行了一次主题访谈。我们围绕医学生的学医动机、思想、学习与生活状况等主题，对参与的60余位医学研究生、临床医学八年制学生进行深度访谈，形成20余万字的调查笔记。印象深刻的是，医学生讲述的故事令人触动。这在今天看来，是直面医学叙事的开端。基于这次调研，笔者发表了一篇学术论文《选择学医的动机与社会流动的期待》，出版了一部专著《好医生是怎样炼成的——一位医学院教师的调查笔记》（2014年），以回馈医学教育。

2013—2014年，基于撰写学术论文与教学参考书的体验，笔者逐渐意识到聆听医学叙事，以叙事来与医学生进行互动，将成为医学教育的一种有效途径；由于每年需大量阅读医学生的医学叙事文本（平均每年300万字），这成为一个专属的契机，让笔者有机会走进医学生的内心世界；2014—2015年，笔者曾酝酿开设一门课程"疾病的表达"，其实是对叙事医学自发的认知。2014—2016年，笔者开始接触并系统学习临床医生卡伦发起的叙事医学概念与方法，结合医学人类学家凯博文的病痛叙事研究，包括两位学者分别提出的叙事医学实践工具，以及其他相关学者的成果；2014—2017年，对近百名住院医师开展"成长危机"事件主题调查并出版叙事医学著作《直面医事危机——住院医师的人生

"大考"》（2017年）。所有这些来自教学、科研、撰写的经验都成为一种积累和必然，将笔者的教学重心引导至叙事医学。

（二）基于缓和医疗实践的融合探索

在数次学术交流场合，笔者与同道分享这样的观点："我的叙事医学之路始自缓和医疗"。2016年，笔者旁听学习宁晓红医生（北京协和医院缓和医学中心主任）负责的"舒缓医学"课程，其授课内容包括症状控制与管理、心理需求与应对、沟通实践、家庭与社会支持等人文与社会层面，对患者实现整体性关注与照护的实践等。这些内容显著区别于"纯粹"的医学科学，以其突出的人文关怀深刻影响到课程参与者。这令笔者意识到缓和医疗领域作为人文医学先锋的可能，进而从人文学者的文化敏感性出发，逐渐明晰了该领域与人文教育的契合性，预期缓和医疗实践经验是医学人文教育的可行路径与着力点，这些思考亦助力形成笔者团队跨学科交互与合作的初心。

自那时起，笔者团队展开了持续至今逾8年之久的跨学科交流对话。我们的努力和实践包括门诊跟诊见证缓和医疗给患者和家属带来的帮助、参与电话随访获得患者视角的病痛叙事与生命叙事、组织医学生参加安宁志愿服务培育叙事能力、赴国内多地调研并梳理地方缓和医疗实践经验、拍摄多部叙事医学教学微电影诠释教学难点等。同时，自2017年在北京协和医学院开设叙事医学课程之初，即明确了与缓和医疗实践进行深度融合的方向。用一句话概括这段跨学科互动的直观感受：缓和医疗处处是叙事。

二、国外叙事医学教育研究概况

（一）卡伦医生及其团队的叙事医学教育实践渐成体系

除2001年的2篇经典文献外，对卡伦医生及其团队的数篇相关文献（主要依据13篇代表性文献）进行梳理，概括基本分类：医学教育、医学人文素养的培育、叙事能力的提升、叙事医学课程评价，以及叙事医学对苦难的回应、叙事医学与艺术等主题。其中，聚焦于叙事医学教育，进一步归纳研究主题为：叙事医学选修课作为新课的可行性和可接受性；以反思写作档案袋方法检验课程效果；以焦点小组形式分享学生的经验，证实叙事医学课程的教学目标，同时对叙事医学课程设计效果进行评价；有较多研究关注了写作主题等。总体而言，研究证实了叙事医学课程设计的目标、期望和效果，具体领域涉及叙事医学的临床框架、实践要素、理论基础、文学与医学的融合、叙事的特征（如互惠）、叙事医学教育工具（如细读与写作，包括反思性写作与创意写作）、叙事医学教育目标与评价等。在叙事医学的教育层面，逐渐形成了相对完善的学科建设路径。

（二）叙事医学教育评价研究的特征

在叙事医学追求高质量发展的今天，考虑到国内叙事医学教育与实践对该课程的评价存在困惑，生物医学背景的研究者与实践者对质性研究缺乏系统的了解和训练，本文将国外同行对叙事医学课程评价相关的文献梳理介绍，以供借鉴。

分别以（narrative medicine）AND（education）、（narrative medicine）AND（assessment）在PubMed数据库、PMC全文数据库进行检索，对所得文献经过筛选，选取2018—2022年的60篇关键文献，根据主题进一步筛选所得35篇，文献述评概要如下。

1. 叙事医学教育的正向价值获得确认

一项对36篇文章进行回顾性分析的研究，采用全球医学教育最佳证据量表的评估策略对文章进行分类，评价叙事医学模式的有效性。结果表明，叙事医学是一种有效的教学工具，具有明确、可复制的结构和方法，涉及参与和态度、知识和技能的改变时，其积极的影响可以进行评价。另一项对2019年发表的文献的系统综述研究表明，对细读、创造性/反思性写作的作品进行分析，尽管评估方法缺乏一致性，定量或定性的方法均报告了叙事医学的正向成果。

2. 以多元方式进行评估并肯定定性方法

能力的测量是医学教育的难点。其中，定性研究在评价态度、共情与反思等叙事能力的价值方面获得肯定。通过量化教师反馈和自我评估的关系，通过相关课程以基于叙事的方法来展示客观技能的提高。同时，对照组和实验组的医学生进行反省实践，结果为干预后的实验组分数显著提高，提示叙事医学是一种有效的教学方法，可以提高反思能力和增强同理心，最终培育并促成专业精神作为医学的核心能力。纳入叙述性方法的价值，有助于克服单独使用定量分数的局限性。将传统的病历与患者讲述的故事结合起来，以定量的资料（问卷、量表等）与定性的资料（访谈、患者的叙述等）整合而成的模型，既实现了主客观方法的互补，又使调查独特、主观的感知成为可能。

3. 具体的评估以定性方法为主体

具体方法包括档案袋、焦点小组访谈、叙事文本主题分析等。档案袋是展示学生的知识、反思和批判性思考的学术作品汇编，它逐渐发展成为一个既定的、持续的评估工具，增进了学生和教师对该方法的认知，促进了写作和反省实践。通过讲故事，医学生从患者那里获取疾病叙事，撰写并分享给患者。结合焦点小组和患者访谈，教师对叙事文本进行主题分析，培养医学生的叙事能力。

4. 反思能力评估需要反思

以反思为主题的评估，需要综合考虑学生的配合程度、占用时间等具体条件。对叙事医学选修课的阅读和写作进行评估，整体满意度分数很高，表明这个新课程获得了很好的评价。同时提出，叙事医学对学生态度和行为的影响，现必须在实施新的教育计划之前进行评估。由于需要过多的书面证据，档案袋方法被认为会干扰临床学习。一项针对评估的综述研究提出，需要反思和评估（形成性、终结性或两者的组合）的规范。参与者对反思性学习及其潜在益处知之甚少，学生在培养反思性学习技能方面需要支持。反思性写作对学生来说具有挑战性，尤其是批判性反思很难实现。反思性写作本质上是发展性的，反思能力可以随着时间的推移而提高。

三、国内叙事医学教育研究概况

（一）叙事医学课程建设概况

北京协和医学院的叙事医学课程自2017年创建以来，围绕课程建设与相关科研主题，截至2024年发表30余篇中英文论文，持续分享教学与科研的阶段性成果。其中，以教学论文形式为主体呈现了课程的总体内容介绍、部分章节、课程思政建设路径、教学方法、课程发展方向、实践与反思等主题的课程建设经验，这些论文一方面奠定了本书写作的重要基础，为进一步探求叙事医学教育的系统化路径提供必要的准备；另一方面成为叙事医学教育临床实践转化指向的中间环节。

截至2024年8月，国内开设叙事医学及相关课程的医学院校有20余所。名称包括叙事医学、文学与医学、温暖的医学、叙事缓和医学等，以必修课或选修课形式列入课程名录，以及作为课程模块或是教学内容将叙事医学融入英语、伦理学、医患沟通等相关课程中。有些医学院校还以"工作坊"、第二课堂等形式开展更加灵活的授课，进行叙事医学训练。这些课程不同程度地借鉴了叙事医学的理念，因地制宜地发展出了中国叙事医学教育的本土化实践。例如，南方医科大学开设叙事医学课程，以叙事素养为核心概念展开教学尝试；北京大学医学人文学院以文学与医学等5门课程，形成叙事医学课程体系；北京协和医学院开设的叙事医学以叙事缓和医疗为发展方向；深圳大学开设温暖的医学课程，融合人生不同阶段的生命历程，强调实践环节等。

（二）叙事医学教育相关研究文献回顾

概括梳理国内有代表性的叙事医学教育教学相关文献，特征涵盖如下方面。

1. 叙事理念渗透融合在既有课程中

与国外的叙事伦理先行、医患沟通中的叙事理念与运用等理论基础与背景，我国叙事医学教育早期发展也呈现同样的特征。具体表现为叙事医学的教学渗透融合在医学伦理学、医患沟通学、心理学及语言学等医学人文教学和临床带教中，或是将叙事理念与工具在"工作坊"、读书会等活动中加以运用。

2. 叙事医学专门课程开启探索之路

随着叙事医学作为一门课程问世，系统化的教学模式探索和评估正式起步，介绍叙事医学课程的教学文章，以北京协和医学院叙事医学教学总体设计为代表，介绍了背景、目标、内容、方法、反馈等较为详尽的教学流程供同行借鉴。例如，在实践环节，组织医学生进入医院病房，以一个纯粹的"人"的视角观察、参与志愿活动，通过将医疗情境中的人际互动还原为自然的社会的人际互动，以善意出发，进而平衡由于医学训练导致衰减的共情能力、对他人痛苦的尊重及伦理识别能力。

3. 教学目标聚焦于叙事能力或叙事素养的培育

探究叙事医学课程对于医学生叙事能力的影响及课程本身的有效性，以培养倾听、共情、反思等叙事能力为主要目标，关注并回应了尊重人性、还原人的社会文化属性的需求，具体教学形式整合了理论与实践；围绕叙事素养、关系构建、身份认同、主体间性和视域融合等关键词，全方位阐释这一医学教育和实践新模式等。

4. 课程建设与发展方向各具特色

结合早期临床接触课程，学生与医生如影随形进行观察体验，进行患者访谈和反思性写作；教师指导学生关注患者，帮助形成"以患者为中心"视角；通过患者访谈，学生尝试经由患者本人或家属进入患者的内心世界，并探究与疾病体验相关的心理、社会因素；基于叙事医学理论，设计了覆盖生-老-病-死全生命周期的两层进阶式实践教学体系，将叙事医学能力培养和临床实践有机结合，在实际医疗场景中锻炼医学生运用叙事医学理念和工具；通过对中外文学作品中的经典涉医文本细读和研讨，引发学生对医生形象、医学伦理、疾病叙事等主题进行反思和探讨，培养医学生的人文素养、共情能力、伦理决策力和反思能力。

5. 叙事医学教育教学本土化发展

用以卡伦医生为代表的西方叙事医学教育发展出的细读、平行病历书写等主要工具来培育和提升医学生、医生的叙事能力。近年来，倡导并强调创意写作与艺术手段相融合的思路和工具，同时强调叙事伦理方法。国内学者、实践者在接纳的同时，呈现出理论自觉，根据实际国情保持了批判与审视的态度。总体而言，国内叙事医学教育经历着系统的学习引荐，同时开启了创造性的本土化历程。

6. 叙事医学教育评价与反馈效果不易把握

由于不同于科学量化的评价体系，对该课程的教学评估与学生评价，成为教学管理者与课程负责人共同的工作难点与着力点。例如，针对叙事能力或叙事素养的评价，国内已有适用于医护人员的医学叙事能力量表（narrative competence scale，NCS），并检验其信效度，以叙事认知能力量表、叙事行为能力量表，形成中国医者叙事素养量表。鉴于叙事医学的发展阶段，对于评价这一难点问题仍需回到叙事本质、叙事医学的理论建构与方法论问题，在逐一厘清的基础上，后续技术层面的问题会迎刃而解。

四、叙事医学教育本土化路径

十余年来，叙事医学理念引进国内并有了迅速的传播和实践。在学理上，只有与中华优秀传统文化、中国具体社会文化情境相契合，才能生根发芽，行稳致远。结合研习文献、开设叙事医学课程、赴国内多地调研临床实践经验的共同积累，笔者将国内叙事医学本土化实践的具体路径归纳为广义和狭义两个层面：广义层面的叙事医学综合实践包括医学人文教育、医患关系的重建、医院文化建设等多个面向，如叙事医学协助疾病的管理，基于叙事医学进行人文科室、人文医院建设等；狭义层面的叙事医学实践包括叙事医学教育教学、医务人员的叙事医学临床实践等。教学相长，叙事医学教育本土化路径呈现为如下两个方面特征。

（一）中国特色叙事医学教育路径呈现文化自觉与自信

1. 本土化理论建设成果初现

在叙事医学的发展进程中，一方面，我们迫切需要寻找本土化的途径；另一方面，我们需要的是蕴含本土化鲜明特征的叙事医学。基于本土化的逻辑拓展，延伸了叙事医学理论建构的思考维度。例如，如何将叙事医学同中国具体的社会文化历史现状、中华优秀传统文化结合，如何以发展、变化的视野不断创新理论，进而回应现实、解决问题等，即历史的和现实的路径所构成的基本研究视角。其中，由外而内的融合与再造成为叙事医学发展的重要特征。作为西方舶来的学术概念，近年来，国内叙事医学在推广与探索中，已经积累起了较为丰硕的中国经验。除实践中的积极尝试外，理论建设是重中之重。笔者依据近年部分代表性研究，将最新的理论研究成果概括如下。

（1）基本概念界定：中国学者将卡伦医生的基本观点与在地化思考结合起来，归纳出"22334"模型（"小红花"模型），分别指培养叙事能力的两个工具（细读和写作），实践叙事医学的两个工具（医者的"自我"和"在场"），三个焦点（共情、关联性和对情感的关注），三个要素（关注、再现和归属），以及四种关系（医务工作者与患者、与自己、与同事和与社会的复合信任关系）。

（2）应时代之需的对话与发展：①呼应医学模式转换。例如，中医领域以论述"形神合一"的整体观与叙事医学内涵的契合进行学术对话，深入阐释叙事医学的理论意义与临床价值，倡导"时-空-社会-心理-生物医学"整体医学模式。②涵盖大健康语境。涵盖大健康语境下各大生命主体，提出叙事闭锁与叙事调节等系列概念，旨在发挥积极动态作用的医学人文与临床实践落地模式。

（3）具体领域的纵深发展：以叙事护理研究领域为例，以肿瘤患者的叙事护理为主要关注方向，以姜安丽与李春为主的叙事护理理论和实践模式仍然是国内文献参考的主要框架；协和的叙事缓和医疗框架，是以叙事医学与缓和医疗实践两个领域的紧密融合为基础，以叙事病历为其中的核心概念，致力于学理契合性的阐释，进而形成叙事医学临床实践落地的重要指导和方法论意义。

　　2. 中医与当代西方叙事医学积极对话

　　在叙事医学进入中国并在学术界和医学实践领域推广、传播的过程中，中医研究领域进行了较为系统的理念与实践结合的探索，蕴含强劲的生命力，亦是叙事医学本土化发展的重要力量。例如，将叙事医学理念与医案研读结合并探索中医领域具体实践方法，中医的人文理念进行整合并在医学教育层面落地，是系统化的有益探索。叙事医学的诸多要素在中医学中均有显著体现，从中医视角进行的叙事医学研究，首先就具有了中西比较的视野，两者的交融蕴含契合与谦逊。

　　中医叙事医学的重要特征体现为中医医案与叙事医学的结合。①中医医案本身内蕴了著作者的叙事能力。共情和反思是叙事医学的两大核心要素，共情是反思的基础，仁孝文化是共情的土壤。卡伦医生认为的叙事是通过认知、象征和情感的方式理解并呈现研究的发现及"故事"的意义。仁孝文化与中医相结合，或可将这种共情和反思能力从原始血亲家族的应用范围，扩大到整个社会。②中国医学人文将叙事加以推崇的原因在于具体医疗实践中文化的策略和文化的力量。在叙事医学基本概念、内涵、实践方法等内容的研究基础上，叙事医学强调个体的经历与感受，与医学人文的精神内核相符。融入叙事医学的实践，期望为中医临床人文理念的落实提供借鉴。③医案作为叙事文本，可在文本分析基础上完善叙事分析结果。融合叙事医学的医案分析，丰富了医案研究方法，扩大了叙事医学细读方法的运用范围，呈现了两者相互借鉴的价值，这种结合细致、有力，这样的对照富有启发意义，增强了我们的叙事自信、文化自信。中医学的医案医话恰恰是标准病历和平行病历结合的体现。建立在中医医案医话基础之上的中医平行病历，符合当前重视临床人文关怀的大背景、大环境，为当前医患双方提供了科学有效的沟通平台。

　　中医叙事医学发展呈现独特优势。①学科契合度上的自然接纳。在学科契合度上，中医非常自然地接纳叙事医学；在学科渊源层面进行对照，进而在现代中医实践有所推动和发展。相比而言，西医实践领域，或者说一般意义上中国的叙事医学实践，还未完全跨越新概念的厘清与学习、是否接纳的进程，而叙事与科学怎样做到并行不悖也是实施的一个具体问题。②有利于发掘中医医案优势。构建中医平行病历，在当前重视临床人文关怀、关注患者主观体验的大背景下，具有重要的理论意义与临床价值。中医学几千年来的临床实践活动始终体现浓厚的人文关怀色彩，临床诊疗的望、闻、问、切四诊就是对患者痛苦的全面诊察，体现了医者倾听、解释、回应临床故事的能力。而医案医话正是叙事医学的精神内涵在我国中医学中的具体表现与重要载体。叙事医学提倡的这种在治疗躯体疾病的同时，重视患者心理体验的人文倾向，恰与中医学形神合一的整体观相融通。而中医文献中的医案医话即叙议结合的文本，其中往往包含患者的心理体验与医者的反思，蕴蓄了叙事医学的内涵。③叙事医学与中医结合带来启发与延伸。在中医平行病历中主要内容包括患者印象、故事讲述、医者反思按语三个主要部分。其中，反思按语指在叙事医学视角下，医者通过与患者的互动，在故事中产生的触动与反思，包括对患者的新认识，故事对于医者身体、情感的触动，引发的意象或者隐喻，医疗上的得失和对于患者、医者、生命等医学相关的深刻认识。中医领域与叙事医学的结合所带来的启发还在于，卡伦医生明确提出的共情、反思能力，在我们的文化里或者说医疗实践里，不见得是个清晰的概念。因此，这两个核心概念的引入，将我们实践中模糊的东西梳理并提升出来，能够帮助无意识的行为变得更加自觉化、理论化。

另外，新近出版的《中医药历史与文化》（第5辑）主题为"中医药文化与叙事医学"，从叙事医学中国化的思想文化基础、中国叙事医学中的叙事思维、中国古典小说中的叙事医学等方面进行深入研究；同时，从中医学的人文属性、叙事医学与中医的辩证关系、古代医案的叙事性、古代叙事医学的伦理困境等方面探索构建中国叙事医学。

（二）加强课程载体建设，突出课程发展方向

1. 明确课程的发展方向，形成特色

以北京协和医学院为例，叙事医学课程以缓和医疗与叙事医学的紧密融合为发展方向，以叙事的多元路径为发展特色。叙事医学课程教学

设计受益于缓和医疗实践，体现在教师团队的合作教学、课程采用缓和医疗案例、共同设计实践环节等。例如，在笔者所教授的叙事医学课堂上，我们邀请了缓和医疗领域的临床医生结合案例讲授困难消息告知、缓和医疗里的病历书写、医患共同决策，以及如何实现倾听、关注等。另外，还组织学生观看教学微电影，组织学生参与安宁志愿服务等。

2. 教育中发挥学科交叉融合优势

近年来，临床医学、医学人文教育及人文社科领域研究者与实践者在人的层面实现跨界现象，成为学科交叉融合的关键，也是整体性的生动诠释。除临床医学外，叙事医学教育参与者背景还包括人类学、伦理学、语言学及文学等。其中，医学人类学经过半个多世纪分支学科的积累，吸纳了自19世纪以来的母学科人类学的学科训练要素：强调整体性思维，进入他者的世界（关注），注重探求个体独特性经验的田野工作方法（见证、参与、主体间性的访谈）与撰写（再现）等，从学科基本原理、理论建构、方法论与工具，均对叙事医学形成直接的帮助。"虽作为边缘分支学科，中国的医学人类学近年来取得了丰硕的成果"，也成为今天人类学家研究叙事医学、从事叙事医学教学的天然优势。建立起由人类学等多学科组成的学术共同体，将有力推动叙事医学教育的本土化进程。

五、系统反思与整合

以叙事为表征的人类互助行为与情感的确认，有力地补充了生物医学模式，更好地适应了医疗情境下人的本质需求，即医学人文价值的实现。人类学、叙事医学、缓和医疗、伦理学等学科在人类共同的困境之处，经由医学实践相融交汇了。这将有助于人们对复杂情境的理解建立起综观，对于当下与未来的医学实践着实是件幸事。需要注意的是，西方叙事医学的哲学根基、文学路径、伦理考量、医学发展机遇与挑战等，都与中国存在较明显的差异。除引进国外经验外，仍需加强梳理并凝练本土化叙事医学教育的实践经验，重视对西方当代叙事医学的系统反思与整合，以及其他的创造和可能。

参考文献

［1］李飞，王剑利，胡燕. 选择学医的动机与社会流动的期待［J］. 思想战线，2015（3）：36-39.

［2］李飞. 叙事医学的本土化实践路径探析［J］. 中华医学教育，2022，42（1）：29-33.

［3］景军. 当代中国医学人类学评述［J］. 医学与哲学，2019，40（15）：1-6，11.

［4］JOHANNA SHAPIRO. The Use of Narrative in the Doctor-Patient Encounter［J］. Family Systems Medicine，1993，11（1）：47-53.

［5］ENKIN MW，JADAD AR. Back on the hook：Narrative based medicine：dialogue and discourse in clinical practice［J］. CMAJ，1999，161（3）：297-298.

［6］WOODS A. The limits of narrative：provocations for the medical humanities［J］. Med Humanit，2011，37（2）：73-78.

［7］MILOTA MM，VAN THIEL GJMW，VAN DELDEN JJM. Narrative medicine as a medical education tool：A systematic review［J］. MED TEACH，2019，41（7）：802-810.

［8］REMEIN CD，CHILDS E，PASCO JC，et al. Content and outcomes of narrative medicine programmes：a systematic review of the literature through 2019［J］. BMJ Open，2020，10（1）：e031568.

［9］DARYAZADEH S，ADIBI P，YAMANI N，et al. Impact of narrative medicine program on improving reflective capacity and empathy of medical students in Iran［J］. J Educ Eval Health Prof，2020，17：3.

［10］CHRETIEN KC，SWENSON R，YOON B，et al. Tell Me Your Story：A Pilot Narrative Medicine Curriculum During the Medicine Clerkship［J］. J Gen Intern Med，2015，30（7）：1025-1028.

［11］BUCKLEY S，COLEMAN J，DAVISON I，et al. The educational effects of portfolios on undergraduate student learning：a Best Evidence Medical Education（BEME）systematic review. BEME Guide No. 11［J］. Med Teach，2009，31（4）：282-298.

［12］李飞. 北京协和医学院叙事医学课程教学经验探索［J］. 医学与哲学杂志，2019，40（15）：51-53，78.

［13］Ye X，Guo H，Xu Z，et al. Empathy variation of undergraduate medical students after early clinical contact：a cross-sectional study in China［J］. BMJ Open，2020，10：e035690.

［14］余佯洋，徐丁丁，王子梅，等. 基于叙事医学的人文医学实践教学体系建构：以《温暖的医学》课程为例［J］. 医学与哲学，2024，45（1）：46-50.

［15］徐睿，孙琪梦. 叙事医学视域下《文学与医学》课程模式探究［J］. 中国医学人文，2023，9（10）：12-16.

［16］郭莉萍. 叙事医学课程思政指南［M］. 北京：中国科学技术出版社，2023.

［17］马婉贞，顾平，张晶晶，等. 医护人员医学叙事能力量表的编制及信效度检验［J］. 中华护理杂志，2020，55（4）：578-583.

［18］杨晓霖，贾宇哲，赵崇晔，等. 医者叙事素养量表的编制及信度效度检验［J］. 医学与哲学，2023，44（21）：39-44.

［19］李飞，姚建红. 叙事医学本土化的思考与实践［J］. 医学与哲学，2023，44（18）：39-42.

［20］郭莉萍. 以叙事医学实践促教学医院医学人文教育［J］. 医学与哲学，2022，43（6）：36-39，51.

［21］巩亚男，杜渐，李志荣，等. 叙事医学在构建新型医患关系进程中的应用［J］. 现代中医临床，2016，23（5）：24-26，39.

［22］薛崇成，杨秋莉. 中医的医学模式与中医学心理学［J］. 亚太传统医药，2006（1）：31-33.

［23］杨晓霖. 中国叙事医学体系构建共识［J］. 中国医学伦理学，2023，36（11）：1177-1179.

［24］黄黎烜，周晨枫，张程程，等. 叙事护理中文文献研究［J］. 医学与哲学，2023，44（12）：63-67.

［25］李丽亭，尚冰. 中医与文学：《醉花窗医案》的叙事反思［J］. 医学与哲学，2020，41（9）：54-58.

［26］闫雨蒙，李博，李泽宇，等. 口述史研究与叙事医学对发展中医临床医学人文精神的启示［J］. 中医杂志，2020，61（17）：1506-1511.

［27］杨秋莉，王永炎. 叙事医学的平行病历与中医学的医案医话［J］. 现代中医临床，2015，22（3）：1-4.

［28］王昊，杨秋莉，王子旭，等. 关于中医平行病历书写规范的建议［J］. 现代中医临床，2019，26（3）：6-10.

［29］陈玉梅，江凤艳. 中医药历史与文化（第五辑）［M］. 北京：中国社会科学出版社，2024.

［30］陈向凡，张印，杨柠溪. 基于叙事医学的医患沟通对消化内科患者健康的影响及其临床介入路径［J］. 临床医学研究与实践，2019，4（6）：26-28.

［31］李莉蓉，李群. 国际领域中叙事医学研究的文献分析及对我国高等医学教育的启示［J］. 高教学刊，2021（3）：189-192.

［32］乔玉玲，黄蓉，李远达，等. 叙事医学课程思政系列课程设计探索［J］. 叙事医学，2022，5（5）：318-327.

［33］李飞，何仲. 叙事医学课程思政建设路径研究［J］. 中华医学教育，2022，42（10）：874-878.

第五章　叙事能力（一）：观察与倾听

卡伦医生认为，"有效的医学实践需要叙事能力，即认识、吸收、解释，并对他人的故事和困境有所行动的能力"。叙事医学教育的目标是叙事能力的培养与提升。

作为叙事能力的近义词，国内学界使用较多的另一个关键词是叙事素养。作为一种综合能力，拥有这种素养的主体善于通过阅读、讲述、写作和反思故事来形成人际沟通智慧，懂得主动倾听和回应他人故事来赋能其改变与成长，帮助自我和他人走出叙事闭锁状态，重构与自我、与家庭、与他人、与社会的和谐关系。而医者职业素养指医者主动将这些素养用于自我身心健康管理、职业认同、人际沟通、患者教育、疾病诊断、疾病科普、危机化解、全人治疗、安宁疗护和哀伤辅导等临床或医疗实践环节中的素养。同样论及叙事素养概念，韩启德院士在对照了卡伦医生的叙事能力概念之后，提出叙事不仅仅是一种能力，建议将叙事医学的概念略作修改：叙事医学是由具有叙事素养的医护人员遵循叙事规律践行的医学，而叙事素养是指认识、吸收、解释疾病故事的能力及易受疾病故事感动的同理心。同时，提到同理心似乎用词不够确切，叙事医学这个概念仍需斟酌。

叙事能力、叙事素养两个概念虽存在细微差异，作为核心概念有进一步研究的价值，但不会妨碍叙事医学实践，在概念辨析过程中亦将有利于推动叙事医学理论体系构建、深化、成熟。

本书主要使用叙事能力概念。结合七年来的教学经验，笔者尝试将叙事能力细分为观察、倾听、共情、沟通、细读及写作六项。尽管厘定了上述六项叙事能力进行阐述，作为核心概念，我们对其的界定、概念体系的建构持开放包容的态度。例如，从人类学视角出发，尊重、倾听、理解情境、认可多样性、关怀等原则亦可视为叙事能力的重要组成，期待叙事能力更具理论解释力与实践执行力。

案例1

福尔摩斯式问诊

柯南·道尔（Conan Doyle）曾描述过贝尔（Sir Joseph Bell）医生在诊室里与一位前来就诊的女性患者的对话，当时学生们都围坐一旁。女性患者牵着一个孩子，胳膊上搭着一件小外套走进诊室。

女性患者：早上好！

贝尔医生：你从柏提思岛（Bruntisland）坐渡船过来，路上还好吧？

她说：还好。

贝尔医生：你的另一个孩子呢？

女性患者：我把他/她托付给莱斯（Leith）的姐姐照顾了。

贝尔医生：你是从植物园抄近路来这里的吧？

女性患者：是的。

贝尔医生：你还打算在油毡厂干活吗？

女性患者：是的。

这段对话令在场学习的学生们惊奇不已。贝尔接下来解释道：从"早上好"这句问候语的口音判断出渡船的地点，进而推测出她的来源地；注意到她手臂上的那件外套对于她带来的孩子来说太小，判断出她应该是带了两个孩子；看到她鞋底上的泥是附近植物园所特有的红泥，从而推断出她来就诊的路线。最后，她的手指上的皮炎只见于柏提思岛上的油毡厂，是一种职业病。

一、观察

课堂上，学生正在观赏名画《医生》。

学生1：画中的医生正面对着他的患者沉思。而他的患者——一个小女孩，正躺在由木椅组成的简陋病床上，她的手垂向地面，像是睡着了，更可能是生死未卜。在他们的身后，是这间病房的全貌：一间小房子，窗外的阳光透过狭小的窗户照亮了窗台的花朵，却照不亮整间屋子。

学生2：窗外明媚的阳光照在窗前的绿植上，也照在趴在桌上掩面悲伤的女性身上。这位悲痛欲绝的女人与阳光形成了鲜明的对比。

学生3：看了这幅画之后，觉得这个画里面的医生很荒谬，他怎么什么都不做？！

学生4：看这扇窗已经有光射进来了，但这里还有灯光，可能我们的医生已经在这里守候了一夜。

学生5：看这个孩子的父亲，一直看着医生。这种信任和期待似乎呈现出我们最为理想的医患关系。

学生6：这个小孩可能奄奄一息，命不久矣。

学生7：这个孩子可能会好过来。

第一位学生观察到了画中医生的状态，患病的孩子的状态，更是在对人物、静物的描述基础上，以"照亮"来隐喻生命之光。第二位学生从"阳光"出发，以窗外的"明媚"与屋内患者家人的悲痛形成对比，从而去感悟疾病带来的触动。

同时，我们看到了各种情绪，有悲观，有乐观，还有各种解析，各种对细节的观察。我们通过这样的训练，让学生形成一种细腻的感知能力，形成换位思考能力等。

1877年，英国画家塞缪尔·卢克·菲尔德斯（Samuel Luke Fildes）的儿子死于霍乱，幼子死于瘟疫的切肤之痛成为他一生挥之不去的苦难印记。1891年，菲尔德斯创作了《医生》，该作品成为医学界的名画。画家将个人情感延展到瘟疫背景下社会中的更大群体，并通过画作创设了医生形象。

在欣赏、讨论之后，教师请学生对《医生》撰写所观所感所想。对2021年与2022年叙事医学课堂的60份文本展开细读分析，概要如下。

第一，观察细致入微。通过屋内陈设静物的细致观察和描述，构建和还原了这个家庭的生活图景；患病的孩子躺在以椅子临时搭起的

"病床"上；孩子病得很重，生死未卜；通过仍在亮着的台灯与窗外的阳光对比，学生能够意识到画中医生很可能进行了整夜的陪伴与守候，这是细节观察的亮点。大家进而发挥各自的想象力对人物形象和内心活动进行创设，以不同感情基调或悲观或乐观展开对小女孩未来的联想。

第二，出现高频词汇。高频词汇包括"希望""阳光""贫穷"等。同时，以希望与绝望进行对比，以画中的阳光、灯光等形成对疾病、生命的隐喻与解析，并在观察与描述书写过程中试图突破二元对立。

第三，书写形成重要的反思。通过观察和落笔书写的过程，学生能够了解个体的疾苦、贫困及社会不平等、苦难、文化差异，结合细腻的观察与情感的体悟，从而实现良好的反思与叙事医学的社会关怀。教学旨在以这样的训练过程帮助学生将收获融入关于世界和自己的经验，并为未来的职业生涯形成价值支撑。

第四，画作赏析对叙事医学教育路径带来启示。叙事的本质在于增强理解力，助力复杂情境的再现，重建主体性等。学生对《医生》画作中的核心——医生这一人物形象的解读，是丰富的且观点各异，这说明深层次剖析即叙事的可能性与必要性。该画作融合了画家的个体经历与创作背景，成为包容多元、多意与不确定性等医学实践重要属性的有力载体，构成生物医学模式的重要补充，为今天强调医学的照护精神提供借鉴。鉴于此，需要对叙事的本质与医学的本质两个关键问题进行系统思考，而以名画《医生》的观察与书写成为探索叙事医学教育路径有益的启示。

"好像自从上了大学之后，就开始发现自己逐渐不知道该如何去欣赏画作，越来越走马观花，或者总像是要找知识点回答问题。而今天的学习让我忽然想起了一些自己小时候的事情，想起来看一幅画是要去细细观察、品读。"

"'苦难'是旁人很难感受到的。医生需要共情能力和观察能力才能更好地工作。伊卡洛斯可以类比弱小无助的患者。描绘他坠海的油画，画上有很多其他元素，而伊卡洛斯在画布上只是很小一块儿，在某种情形下暗喻医生对病患关心重点的偏移。"

在叙事医学课堂上，绘画赏析旨在培育和激发学生的感受力，体恤疾苦的能力。另外一幅常出现在中外医学人文教育课堂上的经典画作为《伊卡洛斯的坠落》（Landscape with the Fall of Icarus，Pieter Brueghel the Elder，1558）。

当学生观察这幅画作，开始时，往往将观察重点落在画面中心的人物，同时容易得出画中人物悠然自得、各得其所的印象。在一次课程上，一位外科医生讲道："老师，画面右下角好像是有人落水了，两只脚在水面。我没有完全弄清楚是怎么回事，但觉得这里有点可疑。"或许，我们很难立即找到问题或解决问题的答案，但发现可疑之处并提出，是解决问题的基础。

回应卡伦医生提出的平行痛苦概念，此时陷入困境的患方，其遭遇的苦难，很难让他人包括医方真正感同身受，即人们很难感受到他人的痛苦。另外，医生与自我、医生与医学实践之间存在张力，如上面学生的反馈所言，医学重心发生了偏移，隐喻医疗实践的分离与割裂。

观察是一项综合能力。一位医生讲道："从患者进入诊室到落座，通过观察他的走路状态能够基本判断心脏功能，通过观察患者的衣着、举止能够基本判断他的职业特征与经济条件等。"在临床上，"察颜观色"是必不可少的能力。除画作赏析形式外，还可以通过其他多种手段进行训练，从而提高观察能力。

二、倾听

案例2

去倾听，去感受

——一次医患互动经历的叙述

那晚我值班，在妇产科做实习轮转。八点了，没什么患者，医生办公室很安静，只有我和带教老师敲打键盘的声音，我习惯趁着没有患者的时候把当天的病历检查一遍。

一位年轻女子出现在办公室门口，30岁左右，独自一人。她身着淡黄色长裙，一头长发梳得很整齐，面容整洁，化着淡淡的妆容。"应该不是什么急症。"我心想，"为啥这个点还来医院？"我有点疑惑。"医生，我想住院！"她看了我一眼，转向我的带教老师说道。也许是见我太年轻，也许是见我是男性，她没有选择我。但带教老师仍然让她来我这边，询问病史。

询问完个人基本信息后，我开始问疾病相关问题："你是哪里不舒服？为什么想来住院？"她面露难色，略显尴尬："我痛经两年了。"我又详细地询问了她痛经的情况，全程她都呈现出异常紧张和焦虑的状态，她总是眉头紧锁，仿佛痛经消磨了她所有的快乐。但单纯痛经不必如此紧张、焦虑吧，我心想，也许是因为在和一个男妇产科医生讲难以启齿的妇科问题让她感到焦虑吧，于是我安慰道："没关系，有什么不舒服的都可以跟我讲，你是我的患者，我是你的管床医生。"

她放松了一些，但我仍然感觉她还有没说的话，并且这些话让她很受困扰。我继续问诊，希望能够找到线索。当我问道："你有去别家医院看病和检查吗？"她终于说出来了："检查了，CEA（癌胚抗原）升高了，医生说可能是肿瘤。"她的焦虑在这一刻仿佛爆发了一般，她的眼神很无助，她把所有的希望都寄托在了我身上："医生，你说我会不会真的是得了肿瘤？"我感受到了一种压力，此时我的一句话可能有足够分量全盘击垮一个人。

我没有回答她，而是继续问诊，我认为应当先准确掌握一切信息后再作断言。慢慢听着听着，我似乎逐渐理解了面前的这位患者，理解她的压力与焦虑无处宣泄，理解她长久压抑的担忧需要有个人来分担，她需要的可能仅仅只是一个人的聆听。说了很久，许多话，她也重复了很多遍。她语速逐渐减慢，焦虑的语调和表情也逐渐弱化。我知道，轮到我说话了："我们先给你复查一下CEA，再做个B超。"向她交代了明日的检查项目，她表示接受。她的CEA复查结果确实异常升高，B超结果提示子宫腺肌病，但不除外肿瘤。

手术很顺利。CEA复查出结果的那一天，我不断刷新系统结果查询的界面。那一刻，我觉得自己和她一样焦虑又期待，我害怕CEA持续升高不降，我期望她能够健康地出院，不再有焦虑，用轻松的心态去面对往后的生活。我默默祈祷，一定要下降！终于，在不断刷新中，结果出来了。

妇产科一共有两层楼，我的办公室在六楼，她的病房在七楼。我不禁跑了起来，踏上楼梯，冲向她的病房，但在门口我放慢了脚步，心想："在患者面前还是得注意保持医生的形象。"我故作不慌不忙地走进病房，她躺在床上，见我到来，目光马上锁定在我身上，我又看到了她先前的焦虑表情，紧锁的眉头："医生，怎么样？结果出来了吗？"我不慌不忙地告诉她："CEA下降了，可以放心了！"我第一次看到了她的笑脸，第一次见她目光中的喜悦。这份喜悦同样是属于我的，她诚恳地向我道谢。这种感觉很奇妙，就像只要她喜悦，我就会由衷地快乐一样。我感受到了自己的价值和意义，即便我只是一名小小的实习医生。

这一次，我明白了，我该去聆听患者的心声。

这一次，我明白了，我该去分担患者的哀伤。

这一次，我明白了，我该去同享患者的喜悦。

（改编自学生作业）

这则案例可以请一位学生阅读，其他人倾听；或者改编为情景剧，请学生分饰医生与患者（以下案例同样建议）。文章生动描述了一位实习医生努力与患者感同身受，以及在术后急迫地与患者分享好消息的激动心情。

本书第一章中有一则案例"冲进诊室大吼的妈妈"，面对在诊室外大声抱怨医生不负责任的患者妈妈，如果此时有医务人员或者医务社工以倾听者的身份出现，结果可能会不同。

很多时候，我们更善于去"说"，而不愿也不能成为一名好的倾听者。

在给出叙事概念的界定时，相比叙事学强调时间、人类学强调意义，我们认为叙事医学强调的就是聆听者。在叙事行为中，"听者甚至承担了一半以上的责任"。

案例3

最难的一天

那一天对我来讲是最难的一天。

大概在三点多钟我就起来，要赶到医院去。五点钟，我已经开车赶到了医院。那一晚是我舅舅在那陪床。我问他："我爸呢？"舅舅说："你爸到小花园遛弯去了。"我父亲有早起和运动的习惯，虽然说有病，虽然说有很多的限制，他还是愿意出去走一走。我就到小花园找他，但我当时非常纠结，要不要拿上（检查）报告。出门的时候，我顺手从包里还是把报告拿了出来，拿在了手上。我觉得没有必要去瞒他，任何事情都需要我们父子俩一起去承担。

我拿着报告奔到了小花园，看见父亲在那。我记得那个场景，他在那坐着，身边放着小录音机，里边放着歌，他跟着歌在唱。远远地看到我过来了，说："来来，坐这儿。"然后，他就跟我说："儿子，结果是不是出来了？"我说："嗯。出来了。"他说："没关系啊，没关系，是不是结果不好啊？"我说："还行，不如我们想象得乐观，但是还行。"他说："是不是有转移啊？"我说："嗯，有，肝上有。但是医生说没大碍，没关系，我们用以前的方案结合化疗还能够解决。"我记得父亲隔了一会，跟我说："儿子，那咱就不治了，你还记得5月18日那天爸就跟你说过吧，如果咱们确诊了是这个病，咱就不治了，我知道这个病是什么样子。"我说："爸，别着急，咱们还是那句话，听医生的。医生要说这个东西没有办法，咱爷俩就不治了。如果医生说还有一点点办法，咱们有机会去尝试一下，对吧。但是你放心，爸，我遵循你的原则，咱们不受罪。"

在那个时刻，实际上我心里有巨大的压力，我不知道怎么去开口，但我爸上来的几个提问，实际上帮我把这个压力缓解掉了，让我能够顺畅地说出了这个真实的情况。

（整理自教学微电影《谁能理解他的痛》）

这一场艰难的告知，因为要面对生命的终极问题，就是生死之谈。从叙事的角度说，这是富有极强张力的命题。"死亡作为独特而饱含情感价值的存在，切近生命本质，饱含价值情感要素……在特定的情境下人们很难通过想象与常识来解释和对应，叙事成为恰当的表达和消解的途径。"此时此刻，讲述者已经不再纠结。叙述、回溯这个过程，也是一种主体性归属的实现，实现了"心安"。在教学反馈中，学生对这个小花园的场景印象深刻，打动人心。

这则案例里的患者有着强有力的家庭支持系统，体现出我们传统文化中家的概念在医疗场域中的运用，来自家庭与家族的力量成为应对疾病、苦难，甚至死亡强有力的支撑。

案例4

先听听他们的故事

上周我亲身实践了一次倾听。我的患者是一名21岁的双耳聋患者，入院是为了做人工耳蜗植入手术。陪同家属是比他大2岁的姐姐，入院后就听到来自护士的抱怨，患者本人无法言语沟通，照顾他的姐姐感觉不是很上心，不是很懂事。本来应该上午就办好的入院手续，迟迟拖到了晚上6点多。本来我可以第二天接这个患者，想来想去，我也确实担心患者是不是有什么问题，下了班后再次回到病房，当时大概8点，第一眼看到这两个稚嫩的脸庞，确实有很多的好奇心，这么大的手术，费用这么贵的手术（20万自费的耳蜗），就只有这两个孩子来的吗？这一次我放弃了我先入为主的问病史、查体等的一系列操作，我选择先听听他们的故事。在聊天中姐姐的很多话都触动到了我，其中有一句是"我也还是个孩子啊，我才（19）99年的"，我笑着对她说："可你这个（19）99年的小孩比我们都厉害啊，你一个人赚钱来给弟弟治病。"这一瞬间我理解了她为什么办不明白入院手续等很多事，因为她说得没错，她也还是个孩子，那些我们成人看似简简单单的社会行为，在她那没经历过怎么可能都知道呢。因此，在之后的治疗过程中，我多了很多耐心，每件事多几句解释，多几句叮嘱，得到更多的是姐弟俩的感激和配合，也再也没有听到任何人说这两个孩子不配合、不懂事。我想，真的能将叙事能力践行到临床工作中，才是这门课程存在的最大的意义了吧。

（改编自学生作业）

（一）倾听相关理论

在叙事医学实践中，倾听作为关注的开始得以强调。罗兰·巴特认为，"听"有三种类型（层次）：第一种听，为生理现象的听，并不能区分人与动物的层次；第二种听，是一种识辨，即按照某些规则行事；第三种听，指正在说正在发送的内容，形成于一种跨主观的空间，是基于至少两位主体之间的关系。我们更看重第三个层次的、跨主观的，即两个以上主体间的意指活动。其实质是人与人的链接，即共情的可能，且是建立信任的基石。

实现真正的关注，需要走进他人的内心世界。叙事过程帮助人们建立起心灵与心灵的触碰与链接，帮助彼此从中感受到美好与生命的意义。倾听患者的故事曾经是医学实践的一部分，然而，随着医学领域技术的发展与统治性的运用，技术的价值之一则是将患者的故事掩盖起来，并视其为外来的、混乱的，甚至与医疗不相干的内容。当下的标准医学语言被选择来完全地排除另外一种语言（患者选择来表达他们故事的语言和方法），或当患者的故事被临床医学翻译之后，作为多余的不相关的信息被舍弃时，损失将无法修复。故事讲述通常是多方参与的合作与努力，故事一定要由倾听者来检视并能够接纳他人的观点。讲故事或听故事是人的固有本性需要。在这个意义上，在医学故事里，患者需要医生作为其叙事的接纳容器和合作者。故事拥有力量去治愈生命和关系。

叙事是一种互惠的体验与互动。医生不是简单地获得一段历史，而是参与其中。因此，患者叙事合作创作的行为一定是医患两者间相互协商而来。有研究认为，在这种合作中，医生有几项责任：首先，医生不要放弃患者；其次，愿意将自己沉浸在这个文本创造的世界里；再次，务必要关心这个文本，不能有意伤害它的意义；最后，务必对培育和耕耘这个文本的意义有所作为。

能够进行客观测量的"科学"与"艺术"之间存在不和谐。临床艺术主要是通过积累患者的故事、"疾病脚本"和临床轶事获得的。当我们试图将研究结果应用于临床时，如果我们总是放弃叙事－解释范式，试图仅依靠科学"证据"的时候，不和谐就发生了。以叙事能力将患者、临床医生和诊疗行为整合而成的故事，临床方法就是对其进行解释的行为。

关于倾听的价值，笔者在叙事医学教学中概括为"18秒—1分钟—2分钟"。有研究表明，患者的主诉往往在第18秒就被医生第一次打断；有一项针对倾听价值的研究表明，医患双方平均自发交谈时间只有92秒，而78%的患者在2分钟内就完成了最初的陈述。研究者得出的结论是，即使在时间限制和经济压力驱使的繁忙实践中，2分钟的倾听应该是可能的，并且将满足近80%的患者需要。韩启德院士在2019年7月14日"2019叙事医学高峰论坛"开幕式上提出，建议医生出门诊时，先让患者讲1分钟，自述一下病情，而现在往往是第18秒就会被医生打断。

（二）倾听成为破解分离实践的尝试

前文提及主体间性这一源于哲学领域的概念，指主体与主体在交互之间所表现出来的关系，强调主体间具有某种共同接受的东西所达成的一定关系。主体是认知的自我、行动的自我、观察的自我，用哲学家保罗·史密斯的话说，就是"意识的承担者，与这个世界是互动的"。从海德格尔和胡塞尔开始，现象学家们深化了哲学关于主体间性的观念，不仅包括感知和诠释的认知行为，还包括由人际关系引发的个人转化。任何一种阅读行为都让读者和叙事处于一种主体间性的状态，因为在讲述者与听者或阅读者之间形成一种关系。专注的读者会发现其与作者之间处在一种微妙的契约之中。

生物医学的训练与实践，旨在形成医生职业认同，构建起医生身份与形象。在这个过程中，预期塑造的医生形象与医生的"自我"之间形成张力，可以凝练为"医生与自我"的关系。在医疗实践中，医生需要感受、见证苦难，但却无法真正感同身受，无法与患者发生交集，缘于"平行的痛苦"，可以概括为"医生与患者"的关系。

在20世纪60年代，社会学家观察医生发现，他们实践的是分离关注的医学，这也是当时医学实践的规范和共识。如今，仰赖于从叙事训练里出现的新知识，医学关注从分离走向参与。而以倾听开始的关注，旨在破解这种分离导致的难题。为什么要关注？这是实现主体间性的路径和可能。本书聚焦在切近"生命本质"的关注，因为这不仅是医学的难点，也是人类的终极困境。实现真正的关注，不易。倾听是关注的开始。

参考文献

［1］CHARON R. Narrative Medicine：A Model for Empathy，Reflection，Profession，and Trust［J］. JAMA，2001，286（15）：1897-1902.

［2］郭莉萍. 以叙事医学实践促教学医院医学人文教育［J］. 医学与哲学，2022，43（6）：36-39，51.

［3］杨晓霖，贾宇哲，赵崇晔，等. 医者叙事素养量表的编制及信度效度检验［J］. 医学与哲学，2023，44（21）：39-44.

［4］杨晓霖. 中国叙事医学与医者职业素养［M］. 广州：广东高等教育出版社，2023.

［5］韩启德. 医学的温度［M］. 北京：商务印书馆，2020.

［6］Abraham Verghese医生的TED演讲《医生的关怀》2011年. https：//www. ted. com/talks/abraham_verghese_a_doctor_s_touch.

［7］王晓东. 哲学视域中的主体间性问题论析［J］. 天津社会科学，2001（5）：42-46.

［8］林建寿. 名画《医生》的艺术人类学解读［J］. 西北民族研究，2021，110（3）：153-161.

［9］李飞. 新冠肺炎疫情中的个体叙事分析［J］. 医学与哲学杂志，2020，41（10）：9-12.

［10］巴特. 罗兰·巴特文集：显义与晦义［M］. 怀宇，译. 北京：中国人民大学出版社，2018.

［11］JOHANNA SHAPIRO. The Use of Narrative in the Doctor-Patient Encounter［J］. Family Systems Medicine，1993，11（1）：47-53.

［12］GREENHALGH T. Narrative based medicine：narrative based medicine in an evidence based world［J］. BMJ，1999，318（7179）：323-325.

［13］LAUNER J. Narrative based medicine：a narrative approach to mental health in general practice［J］. BMJ，1999，318（7176）：117-119.

［14］TIDSSKR NOR LAEGEFOREN. The story of suffering. On the traces of narrative medicine［J］. 1996，116（9）：1092-1094.

［15］卡伦. 叙事医学：尊重疾病的故事［M］. 郭莉萍，主译. 北京：北京大学出版社，2015.

第六章　叙事能力（二）：沟通、共情及细读

案例1

他俩聊得谈笑风生

我爱人（患者，男）那么不爱说话，但N医生（女）跟我爱人聊天总能聊得谈笑风生。"您在哪工作？您感觉哪不舒服？您现在家都做点什么？""我病了，我在家，做化疗……"我爱人能一下子（通过医生的开放式提问）倾诉出来。我感觉N医生跟他谈话，就像多年不见的老朋友。她不觉得他是患者。他跟她倾诉的时候，没有障碍，感觉不出是个癌症患者。

他们会聊很多，如疾病、情绪，我爱人的紧张情绪会缓解很多。N医生嘱咐的事，回去后他都照做。之前我从来没见过一个医生，像N医生这样问诊，充满了关心。

没见到N医生之前，我的心情都不知道是酸的、甜的，还是辣的。见了N医生之后，我也放松了，多少个不确定都找到了出路，很多负面情绪一下子烟消云散。我觉得患者家属承受的比患者多得多。

（节选自一位患者妻子的访谈笔记）

N医生常收到患者或家属的反馈，由衷地感谢她的帮助。在N医生眼里，患者并不仅仅是患病的人，而是可以聊生活、谈笑风生的朋友。或许，这是人们心目中理想的医患关系；或许，这是具体而独特、难以复制的医患关系。有一点值得强调，这样的医患互动回归到了基础的人际互动，成为医生与患者的移情参与过程，实现了对整体的人的关注。

对于临床实践中为何需要叙事，早期研究已经形成了初步的实践框架，并梳理了应用价值，包括诊断、治疗过程，促进医患之间理解等。

在医学教育中，叙事亦被认为能够鼓励共情，助力意义的建构，产生令人难忘的互动体验等。临床接触中不同的互动角度可以通过文本、语气、停顿、中断和非语言交流的微观分析技术进行分析；通过对临床情境中话语的详细研究，临床医生可以学会更建设性地倾听患者的故事。概括起来，在叙事医学背景下重新理解沟通，是回归基础的人际互动，是建立连接，是照护的一部分。

一、沟通

（一）细胞膜的生成性隐喻

如果说叙事医学是实践医学的一种路径或方法，不如说它是医疗情境下人与人交往的方式。从20世纪中叶以来，医学领域酝酿进而融合发展出一些概念：以患者为中心、文学与医学、关系中心、整合医学、照护医学等。尽管内涵上有些差异，但共通的原则是强调医学实践的整体性。在这个意义上，基于突出主体间性等特征的叙事医学，就提高医患沟通效果来说，是有效方法之一。

卡伦医生曾借用生物学概念细胞膜进行比喻："在两个说话的人之间的'膜'和细胞膜之间可能有相似的地方，他们的边界相遇，甚至在体检等接触中……故事即我们的配体，而故事及其受体会穿过读者与听众的'膜'，从外部激活，通过阅读、倾听、见证，使接收者被故事改变，产生级联反应。对于叙事医学来说，临床医生则需要用故事的受体去填充我们的'膜'，并利用类似细胞酶的系统去完成故事的激活与内部转换。"这是一个生成性的隐喻，配体是故事。故事和它们的受体会刺穿任何读者或听众的"细胞膜"，包括那些接受临床故事的人。

（二）没有既定剧本的患者故事

案例 2

没有既定的"剧本"

　　我与SP（标准化病人）老师完成了第一次问诊训练。过程很尴尬，结果很失败。我也明白了一个道理：患者的情况千差万别，诊疗永远没有既定的"剧本"。

（改编自学生作业）

　　一位医学生认真准备，查阅文献，准备资料，在头脑中一遍遍预演，力求将与标准化病人的第一次问诊做到最好。然而，出发后上错电梯，将这些准备变成了慌乱与焦虑。在这位同学的写作中，我们看到了宝贵的反思：患者是独特的、具体的、千差万别的，诊疗永远没有既定的"剧本"。

　　没有既定"剧本"的患者故事，患者叙述他们的医疗经历，癌症或是其他影响生活的病痛，已经成为克服沟通障碍的一种方法，常出现在医患之间。如上文案例中的N医生，在诊疗中她会认真倾听，因为让患者自己说出来这本身就是一种帮助。

　　一直以来，改善医患沟通是值得更多关注的医学领域。叙事医学可以被视为一种有助于促进沟通的工具。虽然人们经常提到时间限制是沟通的障碍，但事实上，倾听患者所需时间并不多，所有医疗照护者都应反思是否有可能在诊疗期间在有限的时间里给予患者更大的时间自由，并鼓励他们讲述自己的经历。

（三）中国式告知

　　严重疾病病情告知是医学实践中的难点，尽管教科书上有"坏消息告知"相关内容，但现实中的医疗情境既是独特的，又是变化的，如何恰当、有效的告知，对医务人员的沟通能力、叙事能力提出了较高要求，构成了挑战。近年来，笔者在调研时将"告知"主题纳入整体设计，邀请到数十位临床医生讲述印象深刻的告知故事。同时，意在挖掘中国本土的实践智慧，并以《中国式告知》为题拍摄了教学微电影。基本观点是：关于告知，除科学思维外，还可以从社会、文化、家庭、关系等多元视角出发进行应对，强调具体的情境。因为仅仅提供一种科学思路是不充分的，也是不应该的。以告知为主题收集到的材料，兼具叙事文本分析的价值。

案例3～案例6为缓和医疗的告知实践文本，整理自协和叙事医学课程教学微电影《中国式告知》，是4位缓和医疗领域医生关于告知印象深刻的故事，以此呈现困难情境下的告知实践，解析其叙事行为特征，旨在强调叙事的复杂性、独特性。同时，叙事回应的是医学实践中"非科学"的部分，无法以科学公式去应对的部分，即只有通过叙事才能得以呈现的内容。

案例3

加上定语后

我们并没有机会彩排，让患者先在外面等，我们商量好了再告知。事实是，没有任何准备，患者就已经被直接推进来了。当时我琢磨：这位患者刚刚得病，我一下就跟他全盘说出吗？我怎么把握这个度合适呢？因此，我还是从"您哪不舒服？"开始。

一般来说，见到患者我都会认真去听患者讲述，这是我应该听的，这是建立我们之间关系的铺垫。讲完之后，我对患者说，你这么难受，你觉得是什么病？你看了几家医院，给你做检查的医生有给你讲过吗？我会先在脑子里打草稿，下一句说哪句话合适。

犹豫之后，我会对患者说："你确认，今天，就在这儿，我来把所有的细节全部都告诉你吗？"

"不用说了。"患者说。

这么多定语之后，患者否定了。因为他能感受得到这（次告知）是件挺大的事。

（北京协和医院宁晓红医生）

案例4

"得癌症是上天的惩罚"

患者儿子跟我说："你真不能告诉他。他觉得癌症这个东西是上天对他的一个惩罚。如果他得了癌症，他一定是做了什么天大的坏事！"后来，我对患者说："嗯，这不是什么好的。"其实明确说出"癌症"两个字意义不大。后来患者儿子跟我讲，他爸爸听完我讲的这句话以后，家里面什么该分配的，什么该做的事情都做了。

（江苏大学附属医院侯莉医生）

案例5

告知后昏迷15天

多年以前的一个患者，因为大便出血入院。家属知道他是肠癌，但本人不知道。患者脾气很倔强，对我们的意见很大，说："我一个痔疮你怎么搞这么久搞不好？"然后就拒绝治疗。

我对他说："这个虽然说是痔疮出血，但在我们治疗过程中，我们还发现了别的东西。"他问："什么别的东西？"我回答："我们在治疗过程中发现好像长了一点东西，需要给它治疗一下。"他很敏感，表面非常坚强，说："无所谓，我孩子都那么大了，非常有出息。一个在国外，一个在国内。生死对我根本没有关系。"我误解了他的意思，以为他很坚强，能接受。

20分钟以后，主管医生告诉我这位患者昏迷了。他从此就一直昏迷，15天以后醒过来。醒过来以后，他似乎是接受了这个现实，但在半个月后就去世了。

虽然事情发生至今将近20年，我一直到今天还记得。

（云南新昆华缓和医学中心马克医生）

案例6

死后是上天堂还是入地狱？

我拍拍这位患者家属的肩膀，她告诉我："我不知道要跟他说什么，每一次都是告诉他没事。可是他不信我，每天骂我。"这位患者家属在走廊哭泣，被护士看到。

我对她说："要不要我们一起去跟他谈一谈？"她就拽着我说："你千万别告诉他得了什么病。"

我进到病房里，问患者："您怎么样？"

患者说："我还能咋样，我都要死了。"

"你怎么知道你要死了，谁告诉你了吗？"

"都不跟我说实话。我早就知道我得的是啥病。除了癌还有啥。"

"你怎么知道？"

"什么病能让我越来越瘦，一点都动不了，变成这个样子？！"

"你为什么没有跟他们（家属）聊？"

"怕她受不了。你看一天哭哭啼啼的。"

然后，我就问他："你觉得人死了以后能去哪？既然你不怕，我们可以聊一聊。"他想了想，说："不是上面就是下面。"我说："我能问问吗？您觉得您死了以后能去哪？"他想了一会，自己乐了，用手指了指下面，说："在底下。"

"你为什么觉得你在底下，你不害怕吗？"

"怕也没用，干了老多坏事。"

"你真勇敢，我给你点个大大的赞。"

"为什么？"

"很少有人在生死面前能这么勇敢地承认自己那么多的过错。老天能够看到，一定会原谅你。你一定会上天堂。"

"真的吗？"

"真的。"

患者特别开心。

（中国医科大学附属盛京医院王玉梅医生）

在叙事医学课堂上，播放微电影《中国式告知》，学生通过故事情节获得了深刻印记，拓宽了对医学情境下告知的理解，而从叙事角度展开的学理分析增加了告知蕴含的多元维度。无疑，告知过程集中体现了医生的叙事能力。医生需要以清晰、准确、有同理心的方式与患者沟通，以便让患者和家属充分了解病情。看似是例行公事般的一个小流程，实则是对于叙事能力的极大考验。每一位患者都具有独特性，都需要考虑他们自身的状态、家庭环境、病情严重程度等诸多因素，需要根据具体情境采取适宜的告知方式。在临床实践中，我们亦不可能把告知变成一个完全模板化、规范化的诊疗流程。可以说，告知不是科学问题，而是社会文化问题，是医生的创造性实践过程，是医患共同体的生成性智慧。

上述4位医生从不同角度讲述的告知，既是个体的智慧与经验（重要的不在于成功、失败这样的结果，而是感受与反思），又是叙事形式的再现，亦有助于破解医学教育难题。分析如下：①涵盖多元主题概念。这些文本中呈现出价值（好、不好、惩罚、上天堂、下地狱等概念）、家庭主义、关系的自我、互动的叙事、过程性的实践、文化的隐喻、默契与言说等主题概念。②彰显叙事价值。文本以细节展现出的隐性的、微妙的、不可言说性等叙事的特征，突显了疾痛的意义。同时，再次强调的是：仅仅知晓故事是不够的，因为故事是叙事行为的载体与工具，叙事行为的价值在于将隐性信息进行外化和显性化，即重点不是讲故事而在于提升理解力。③助力解决人类困境。无一例外，上述4则故事均是从医生视角对具体患者及其因疾病带来的苦难进行解说。在回应苦难的过程中，甚至是直面死亡的艰难困境中，对于承担告知任务的医生而言，一方面是富有挑战的，另一方面是以告知过程构建起直面病痛的医患共同体。④实现教学转换的必要性和可能性。在教学中，以影像、文本等多元路径叙事形式，再现告知案例；目标在于让医学生更充分地理解告知的复杂性、独特性与叙事性特征，以叙事的优势回应医学教育难点，致力于培养有叙事能力的医务工作者。

（四）告知背后的深层次原因

某些情境下告知成为艰难的命题，并给承担者构成挑战，其深层原因之一在于生物医学实践对死亡的态度。在讨论病历变迁主题的一篇文章里，分析了援引自卡伦医生的对照分析：一份1884年的入院记录和一份2000年的医学生访谈资料。前者是一家医院的入院报告，题为"肺癌，咯血"，记录了一位24岁男性患者的入院及死亡。其中有一些描述情感的词汇，如"感觉较好"（feels better）、"非常虚弱"（very weak）、"逐渐消沉"（gradually sank）、"平静地离世"（quietly died）等。卡伦医生认为，对这份百余年前入院记录的第一印象就是理解了死亡的必然性，即使是对一个24岁的男性。在这份2000年的医学生访谈资料中，访谈对象将"我们"与"他们"进行了对立，使用"我们逃离"（we ran）、"离开这间（有死者）的屋子"（out of the room）、"非常可怕"（very horrible）等。卡伦医生对这份访谈资料的印象是死亡成为可怕的冒犯，医学生成为死亡的入侵者，即当代医学将死亡与医疗实践相分离的态度和主张。1884年，入院记录里的医生讲述了当时医学知识和干预能力的状况，措辞中传达并确认了情感的存在；2000年，参与访谈的医学生讲述了医学训练去人格化的重要体验。同时，在协和医学生对于解剖实验课感受的反思性写作中，我们发现了类似的理解："在解剖面部之前，真的活生生地能感受到面前的是一个人，可面部解剖结束之后，这种感觉就淡了很多。"在学生的写作中，描写"脸"的部分都与人格特质相关联；通过默契地把"脸"盖住或者不看，意味着通过"降低"人格或者道德的考量，可以较为"成功"地驱除掉"人性"的"羁绊"，从而完成医学训练过程中经由"解剖"带来的"去人性化"的思考。

在此意义上，叙事成为回应苦难和死亡的可能路径。因为人类需要以叙事来获取生命的意义，在照护者的陪伴、见证、参与中实现。艰难而独特的情境，成为体现叙事价值的实践空间，从而有效弥补生物医学实践，成为我们寻找的叙事在临床实践中的重要价值。

总之，对临床实践中的困境的理解与应对，不能仅停留在沟通的表象上，亦不能简单归咎于沟通导致的问题。不能忽视的是，其深层次的原因如对死亡规避的态度，或许才是生物医学实践困境的重要源头。

二、共情

（一）共情的概念

前文曾强调过叙事知识概念中认知、象征和情感三个关键词，为生物医学训练的补充。一般意义上，情感是教育的一项重要目标；然而，在某种程度上，医学的规训视情感表达为禁忌，系统全面的情感教育并未成为医学教育殿堂里的组成部分。医学教育相较于对科学和技能训练的过度专注，对未来医者的情感、自我意识和内心建设等的关注则是极度匮乏。近年来，在医学教育中呈现出新的理论运用与实践的趋势。例如，情感投入理论（emotional engagement theories）认为，教学的真实感能够让学习者更有意义地参与到学习中，从而提高学习能力。在临床教学中，教师要表现出对课程的热情、专业性，因为教师的态度会直接影响学生的态度和课程的效果。另外一个趋势就是发端于心理学的共情（empathy），一举成为医学界的高频词汇，成为缓和医疗、医患沟通、叙事医学等领域的核心概念之一。

共情指感知、分享和理解他人情感状态的能力；是对他人的情绪状态进行推断、分享和/或感受他们情绪的过程；指理解他人所想同时也是体验它的能力，且不会与自己的想法产生混淆等。对共情概念进一步审视发现，共情分为自我视角与他者视角的共情，情感共情和认知共情两种路径；情感共情与自我视角的共情异曲同工，而认知共情与他者视角也大同小异。不论是情感共情，还是认知共情，其中的核心要素均是情感。

有强有力的证据表明，共情具有深刻的进化、生物化学和神经学基础。同时，即使是人类最先进的共情形式，也是建立在基本的形式之上，并与情感交流、社会依恋和父母照护等核心机制相联系。共情始于理解，诚实是共情的血液。如果不能相互链接，我们将无法存活，这是共情的深层次生物学法则。要做到共情，要求我们并不是用我们的眼睛去看他们的体验，而是用他们的眼睛去看他们的体验。

案例7

他们为什么不理解我？

当我向朋友倾诉时，一个朋友告诉我，你可能并没有头痛，你只是觉得头在痛，其实很可能是因为你考研压力太大了，你应该尝试去转移注意力。朋友们不理解我在倾诉时悲伤的语气，他们以为是我的心理出现了问题，但我觉得这完全是被疼痛折磨导致的。他们让我转移注意力不去想，这样疼痛就会减轻。我也觉得不可能，我坚信疼痛是原发的，我的注意力也根本无法转移。我深深地觉得他们根本不理解我，我们之间没有任何有效的沟通。我也想过把问题告诉我的父母，但除增加他们的担心外，我并不能找到任何好处，甚至他们会跑过来接我回家，中断我的考研，这是我更不能接受的。

（改编自学生作业）

（二）中西关联的理解

关于共情的相关研究浩如烟海。

根据布卢姆的教育目标分类学，共情仅属于情感领域目标里的反应层次，尚未达到形成价值观的高级层次。因此，在课堂上看到学生泪流满面并不能成为最佳教学效果的依据，因为从较低层次的反应到形成系统的价值并内化，是有距离的。仅以西方的哲学基础、社会文化情境去理解，必然有所欠缺。学者尝试将中国的"人情"概念与共情进行关联性分析。

中国社会的人情指个人遭遇到各种不同的生活情境时，可能产生的情绪反应；人与人进行社会交易时，可以用来馈赠对方的一种资源，以及人与人应该如何相处的社会规范等不同层面的含义。除日常交往、问候、拜会等方式与社会关系网里的其他人保持联系外，人情的社会规范还体现在"网"里的某一个人遭遇到贫病困厄或生活上遇到重大的难题时的互动。即其他人应当有"不忍人之心"，并提供尽量的帮助；同时，"己所不欲，勿施于人"及其蕴涵的"己之所欲，施之于人"，以及遵循"滴水之恩，当涌泉相报"等人情法则。非常重要的是，"做人情"形成了对他人回报的预期。

至于对医患情境的理解，上述人情与回报的概念实现了丰富和超越。在"报"的基础上，理解"共情"，合乎逻辑且具有解释力；在我们的社会，人们根据家庭伦理规范、"人情"法则，融入了与他人链接的过程并实现，同时又是对"共情"的新解读。

实现对他人心理状态的理解，理应是医学专业训练的重要组成部分。美国医生弗朗西斯·皮博迪1927年的文章《患者的照护》被广泛引用。他于1926年在哈佛医学院的讲座提出的警告非常著名："医生应该广施时间、同情心和理解，其回报就是医学实践中最令人满足的与患者建立起来的关联。医生最基本的素质就是要对人感兴趣，因为照护患者的秘密就在于关爱患者"。要理解并意识到皮博迪将医学科学与其更明显的人文元素交织在一起的微妙之处，以及他预见到后来医学思想的重要发展趋势。

三、细读

在叙事医学教育领域中，细读与反思性写作并称两大工具，旨在训练并提升医学生的叙事能力或素养。其中，运用于医学教育的文本阅读或细读方法，源自文学研究领域。卡伦医生在医学教学中纳入文本阅读，包括对医学生、年轻医生进行文本阅读练习，读者可以以此审视叙事文本的五个方面：框架、形式、时间、情节和意愿，即这些叙事文本的特征与前文所述医学叙事的特征相一致：时间性、独特性、因果关系/偶然性、主体间性和伦理性。阅读训练即通过训练读者去识别框架等叙事文本的五个方面，从而促使他们思考医学和疾病的叙事特征。也就是说，阅读训练在局部和文本的水平上重构了叙事医学更抽象的特征。

近年来，聚焦在叙事医学课程的教育教学，在思考如何将文本细读与反思性写作等方法运用于教学时，笔者将切入点落在解剖课上。以此主题开展反思性写作训练，来实现叙事能力的培育和提升；同时，从教师层面将文本细读与学生的反思性书写进行了结合，即以学生的反思性写作进行细读分析。由于这门课程的标志性特征——被视为医学生的"成年礼"，以及其给学医与未来从医产生的独特意义，值得对这些反思性写作文本进行细读，具体结合上述部分叙事特征，并构成结合路径的示范。

（一）剧烈的情感冲击突显独特性

从保存油中被捞起的大体老师，面无表情，眼睛紧闭。一个完整真实的人在死后呈现出的沉寂状态给了我巨大的冲击。老师割下第一刀，用解剖钳咬紧皮肤划开的一端"刷"的一下往下撕，撕下一条表皮与连在上面的脂肪、结缔组织，看得我有点惊心动魄。第一次触摸到大体老师那冰凉的、湿润的、皱皱巴巴的皮肤，一瞬间，我像是被闪电击中了。如果要用词形容解剖课带来的感受，那只能是疯狂和混乱，复杂的情绪和海量的知识在筋疲力尽的大脑蔓延。

从上面的文字可以看出，医学生第一次直面大体老师，会有本能的恐惧、心理抗拒，想要逃离；躯体接触的真实可感引发强烈的冲击。首要的发现是医学生复杂剧烈的心理活动，从中看到医学生开启了对生命的思考。这个思考过程并不是安静的，甚至是疯狂和混乱的。这一切都让解剖课的体验异常独特，难以简单复制；这一过程充斥着剧烈的心理冲击，与医学实践相伴随的伦理思考相交织。

解剖实验课是心理、生理、情感、知识和技能等多重考验的集合。在临床医学生繁重的学业任务中，解剖实验课堪称医学基础训练中的"重头戏"，需要完成144学时的理论基础与解剖操作的训练，也因此成为医学生成长的标志性事件。对于临床医学八年制学生而言，这门课程安排在三年级即医学教育的早期阶段。基于叙事医学教育实践经验，思考不同阶段医学生的特征与个性化教学目标的实现时，解剖实验课为早期阶段实施叙事医学教育提供了内容和方向。笔者数年前曾以人类学视角参与观察协和临床医学八年制学生的解剖课，亦构成当下叙事医学教学的实践性知识基础。

（二）以人格特质想象建立主体间性

他面部的皮肤有些许的变形，颜色也有些泛青。我仔细地看他，内心空荡荡的，只能感受到心跳；离开时，我甚至觉得他有一些像我的外公。

她安静地等待着，眼皮像是微眯，里面是浑浊的、灰色的眼睛。头发看起来是乌黑柔软的，脸庞的曲线精致秀气。很快，我和同组的同学们默契地用一块布盖上了她的脸。

在解剖面部之前，活生生地能感受到是一个人，面部解剖结束之后，这种感觉就淡了很多。

打开存放大体老师的台面，掀开那层白布，看到大体老师的那一刻，我没有特别害怕。但一恍惚间，想到了去世的奶奶。当时，按照家乡的习俗，去世后的遗体要存放在客厅，脸上盖上黄纸，只有手露在外面。今天看到的大体老师的手，跟我记忆中奶奶的手看上去一模一样。

真实可感的日常生活世界，构成我们认知的基础。医学生在努力地将这项独特的操作与日常生活世界建立联系，从而完成思考的逻辑。例如，通过将大体老师与逝世亲人联系起来，在具体直观之上去界定大体老师。在建立这种逻辑的过程中，仍然有不解的问题，例如，"他"或"她"仅有躯体的存在却没有生命，如何认知他们的社会身份和特征；他们有着怎样的故事，医学生无从得知的故事？这些疑问构成了求解的欲望与困境。通过跟日常生活世界中的人进行关联和想象，或许能暂时取代那种无法界定的不安。医学生与大体老师两个主体之间经由解剖这一医学训练过程（客体）建立起主体间性，尽管过程艰难。

（三）以医学生身份建构形成伦理责任

这位大体老师为医学事业发展捐献出自己的身体，他是一位无私的奉献者，是一位已经逝世的人，是一具我从未见过的尸体。当看到他，我暗想，他曾经有怎样的生活，最后是因何离开这个世界。但在我面前它又确实是一具标本，甚至会被我们医学生挑挑拣拣。解剖课开始一段时间后，这样的想法仍在脑海中相互拉扯，从'他'到'它'，直到一步步的解剖使这具身体越来越不完整，我才渐渐习惯了面对大体老师。我以为自己在两种想法之间找到了平衡，然则并没有。

这段写作非常典型地呈现出作者在解剖课上体验到的矛盾的、艰难的境遇，头脑中不断充斥着"拉扯"的念头，试图追求但未果的平衡状态等。作者在前面使用"他"，后面使用"它"，在实现"非人化"或"去人性化"过程中，只能依赖技术操作，因为作者心中的困惑仍在。可以说，医学生渴望在矛盾的想法之间找到平衡。这种困惑与矛盾恰恰证明认识医学这门学问不能缺少整体性的视角。在这个意义上，解剖课在帮助医学生形成对医学的系统认知。

没有组员敢于下第一刀。半分钟的惶惑之后，我们一起上手，划线，开皮，阻力也从内心恐惧转变为外在环境。一刀划下，会阴和大腿交界处的机体层次逐渐显现，大体老师从人的形象中抽离，由一具完整的尸体分解成医学理论知识的具象，我的不安和恐惧也随着触碰到熟悉的结构而消散。

我的眼睛成了医学生的眼睛，看到的是结构、变异和考试重点。只有几个特殊的时刻，魔力消失了，另一种意义回到了我的眼里。其中一次，我看到切开的头骨里放了一个口铃，那是家人对逝者的一种祝福。另一次，当我们开始解剖手的时候，我握着遗体的手，觉得它细腻，柔软，略略有点凉意，仿佛血液正在流回来。那一次，我感到大体老师的力量通过这只手传来，它作为一个活人在对我说话。我想，他用这只手做过什么？他的儿女呢？如果哪一天捐赠遗体的是我的父亲？但很快，我们就把这只手解剖了。遗体身上作为人的特质又少了一部分。

在医学话语体系建立过程中，医学生逐渐完成了医学理论知识的搭建，大体老师成为具象化的载体。随着对其人的意义分离，医学生的不安和恐惧消散，情感世界趋于暂时的平静。大体老师是医学生的第一位患者，如何对待大体老师，某种程度上意味着未来如何对待患者。

也许人体解剖的魅力就在于，我们在大体老师身上追寻的每一个结构都同样存在于我们自己的身体上，对于人体解剖的学习正是在了解我们自己的躯体是如何感知世界、维持平衡并对外界做出反馈。这样自我了解、自我剖析的过程，意义非凡又令人神往。

经历了"第一次"的冲击与震撼，以及整个学期的解剖基础课与实验课训练，医学生在两个世界——日常生活世界与医学科学世界之间游走、转换，在自我与他者（大体老师所代表的医学）之间达成了暂时的一致。该过程为医学生的身份认同奠定基础，并在反思"第一次"时逐渐形成了医学伦理责任。

参考文献

［1］CHARON R. At the membranes of care：stories in narrative medicine［J］. Acad Med，2012，87（3）：342-347.

［2］JENKS S. Patient narratives bridge gap in doctor-patient communication［J］. J Natl Cancer Inst，2012，104（17）：1277-1278.

［3］李飞. 穿越百年的想象和启示：叙事病历实践可行性探析［J］. 中国医学人文杂志，2022，8（：2）：13-16.

［4］李飞. 叙事医学课程"写作"主题教学思路［J］. 医学与哲学，2021，42（17）：31-34.

［5］登特，哈登，享特. 医学教师必读：实用教学指导［M］. 5版. 王维民，主译. 北京：北京大学医学出版社，2019.

［6］DECETY J，SVETLOVA M. Putting together phylogenetic and ontogenetic perspectives on empathy［J］. Dev Cogn Neurosci，2012，2（1）：1-24.

［7］FORTIER J，BESNARD J，ALLAIN P. Theory of mind，empathy and emotion perception in cortical and subcortical neurodegenerative diseases［J］. Rev Neurol（Paris），2018，174（4）：237-246.

［8］DECETY J，LAMM C. Human empathy through the lens of social neuroscience

　　　　［J］. Scientific World Journal，2006，6：1146-1163.

［9］李克. 叙事共情的修辞机制［J］. 外国语（上海外国语大学学报），2022，45（6）：
　　　12-20.

［10］乔拉米卡利，柯茜. 共情的力量［M］. 王春光，译，北京：中国致公出版社，
　　　2018.

［11］陈峥，卜凡燕，禹双文. 从共情走向领悟：概念辨析、心理机制与课堂实践［J］.
　　　基础教育课程，2023，343（7）：59-64.

［12］黄光国. 面子：中国人的权力游戏［M］. 北京：中国人民大学出版社，2004.

［13］卡伦. 叙事医学的原则与实践［M］. 郭莉萍，主译. 北京：北京大学医学出版社，
　　　2021.

［14］BRODY H. Peabody's "Care of the Patient" and the Nature of Medical Science［J］.
　　　Perspect Biol Med，2014，57（3）：341-350.

［15］卡伦. 叙事医学：尊重疾病的故事［M］. 郭莉萍，主译. 北京：北京大学出版社，
　　　2015.

第七章　叙事能力（三）：叙事写作

叙事医学强调共情与反思，并通过写作进行叙事能力的训练和提升。叙事医学视域下的写作有多种形式，本章以反思性写作、平行病历、微型民族志三种展开介绍。其中，叙事医学里用于训练医学生反思能力的工具——平行病历，严格意义上说是反思性写作的一种，考虑到国内学界与临床领域对平行病历的知晓和运用，将其单独划分出来，并对其进行概念溯源、运用路径说明。微型民族志作为一种书写形式并列于此，是希望能突出人类学理念对叙事医学实践的可能贡献。

一、反思性写作

案例1

十年磨一剑

作为神经科医生近十年来，当提到某个患者的名字，可能不能马上反应出这个患者是谁，但当别人说脑出血30ml破入脑室，两个瞳孔已经不等大的那个患者时，我却能清楚并快速地知道对方说的是谁，并且能快速联想到这个患者合并了其他哪些疾病，血压、心率、呼吸、体温如何，头CT上出血的形状，到现在给予了哪些治疗等。

由于接触的危重症患者较多，十年来送走的患者不下几十例。认真地想一想，为什么这么多死亡的经历都无法给自己留下深刻的印象，虽然做了这么多努力，也花费了很多的时间与精力。或许在我的眼中，这些患者其实都是一串串疾病的名称，都是一个个检查、化验结果。但是，自己却不曾真正地去感受自己的患者，而自己脑子中所浮现的更多的是一张张体温单，一条条体温曲线。

（改编自学生作业）

作者在文章结尾处表示："对于我的下一个患者，下下个患者……我都要好好地去思考，去了解。不仅仅是记住他们的疾病，更该去了解他们的疾痛，去体会他们的感受，去了解他们的需要。要让自己治疗过的患者都是一个个有血有肉、有温度、有故事的人，而不仅仅是一串串数字，一项项指标。"从当下或过往的经历中，将现实中的"自我"与曾经的"理想"进行对照，基于医学实践中如何对待患者，尤其是离世患者的这份独特体验进行反省，进而提示并预期未来行动的转化。因为这种自我审视体现了教育的过程与目标："医学生接受了人文教育，在理性和智识上能够知晓医疗的本质，但这并不足以让医学生对人的整体性价值、对生命和死亡达成切身的体认，不足以让医生和患者的交往互动成为有温度、能感知的部分。这种背离对于年轻医生尤其是一个难题。叙事医学采取的反思性写作恰恰弥补了这一点。这位神经科医生在学习叙事医学的课程之后，真诚地分享自己的故事，从自我剖析、自我审视、自我超越中去重新建构医疗的意义。他在跟自己的对话中重新定义了自身。"作者在学习了叙事医学相关的概念、理论和工具以后，紧密结合自身的体验，发出叩问并在对照中实现了对自我的重新界定。值得强调的是，作者在写作中表达出内化于心而后外化于行的预期转化，实现了教育目标的达成。

在叙事医学教育中，反思能力的训练是一项重点内容，其价值也从诸多研究中获得了正向结果的支持。反思包括考虑更宽泛的背景、意义、经验或行为的内涵，并且让医务人员将重复工作的概念，技能和价值整合进认知框架或理解中。反思让医生清楚影响他们反应的因素，还有对待患者的能力。医生的体验和传递同情的能力，与患者关于困难主题（坏消息告知、濒死或其他）的有意义的谈话，参与到特定的患者当中，医生聚焦必要的能够得出正确诊断的信息的能力，以及与患者达到一致的治疗方案的能力。反思是一种积极的内在状态，它使用认知的、情感的、想象的和创造性的方式来感知、表现语言，借鉴叙事理论、美学理论和现象学，反思被认为是通向存在、身份、自我意识、交互主体性和伦理洞察力的叙事和叙述途径。由前文对叙事概念的分析可知，此处关于反思的界定是与叙事进行了深度连接，可以说，反思寓于叙事之中。

作为叙事医学领域的核心概念和实践方法之一，经由反思与书写过程，我们期待能够对人和人性进行更深层次的理解。反思性写作的关键要素包括情感投入、激发反思，适合于课程习作与参与者之间的讨论等。在医学教育领域，研究者倡导反馈－反思－指导模式，结合综合评价系统，以更好达到医学胜任力要求。鉴于教学及人文教育的连续性、发展性和实践性特征，需要对反思性写作经验进行系统的设计和评估。

二、平行病历

作为叙事医学进入中国如影随形的概念——平行病历（parallel chart），为热爱和践行叙事医学的同道所熟知。平行病历如何运用？能直接运用于临床实践吗？

（一）平行病历概念溯源

1. 平行病历是叙事医学发展早期的术语与工具

在医学教育领域，平行病历工具是被用于培养医学生反思能力、体恤疾苦能力的一种反思性书写方式，是与现行的规范病历相对照而言的书写形式。反思性写作与平行病历两者是包含的关系，尽管在很多情形下具有相似的内涵，但不宜将两者简单等同起来。

卡伦医生在2006年的著作 *Narrative medicine*：*honoring the stories of illness* 里提出，她在1993年创立了一种工具——平行病历，将其用于叙事写作（narrative writing）训练，倡导学生以日常语言（ordinary language）去书写他们的患者。这里值得注意的是，以日常语言区别于医学科学语言，是平行病历这种文体作为叙事医学教育工具的内容载体。倡导这种书写的理由是：医学院有效地教导医学生生物医学的疾病处置方式，系统地训练他们进行腰椎穿刺、在查房时汇报病历；但并没有认真地帮助他们去建设成为一名医生的内心世界，对于患者和家人怎样经受疾病、他们在医院的遭遇等的认识也没有形成模式。卡伦医生强调，平行病历不是日记，而是临床训练的组成部分，并希望这种叙事写作能够服务于特定的患者。既有研究为平行病历的目标指向限定了范围，即平行病历是医学教育和临床训练的一种工具，指在规范的病历外，使用日常生活语言写作，且服务于特定患者。那么，其他目的如公开发表、参加征文或演讲比赛等形式的功能指向，则与平行病历的初衷不尽相同。本文倾向于聚焦在狭义的临床实践范畴来讨论叙事医学工具的运用。

平行病历概念作为叙事医学教育的工具，逐渐由叙事写作、反思性写作，再到对创意写作的强调，呈现为关键概念的演变进程。平行病历概念在国际研究中并未获得广泛运用。

2. 国内平行病历的实践与研究方兴未艾

国内较早开展平行病历相关实践与研究的是首都医科大学宣武医院，自2014年以来该院神经外科将平行病历引入专科医师规范化培训，采取了多种学习和传播形式，包括叙事的基本概念和方法，阅读经典人文著作，采用微信公号平台等，并提出了书写平行病历的伦理问题和注意事项。

中医领域较早开启了系统研究，首先概括了中医医案医话这一载体与平行病历的一致性，形神合一的整体观与叙事医学内涵的契合；构建中医平行病历，在当前重视临床人文关怀、关注患者主观体验的大背景下，具有重要的理论意义与临床价值，以期带来更人道、更有效的治疗和对患者更好的照护等。其次在具体操作层面，提出了双轨临床书写范式（一份标准临床病历，一份人文平行病历），并基于实证研究对平行病历书写的规范提出了具体建议，以现实性文献及名义群体法等完成中医叙事医学临床实践路径的构建等。

其他相关研究聚焦在不同医学临床带教领域的应用。例如，在规范化培训中应用平行病历书写有利于提高共情能力和职业认同，鼓励照护团队撰写平行病历，建议在医院信息化建设中将平行病历纳入电子病历系统等。

总之，作为叙事医学发展的"先锋"，近年来围绕平行病历呈现出研究数量与社会效应的共同增长。但是，如何在临床工作中纳入其运用，仍有争议。尽管如此，基于平行病历相关研究的导向，是叙事医学临床实践的落地，是医学实践整体性回归的努力与尝试，且在与既有的医疗体系进行新的结合中呈现出较强的主体性和本土性。其中，以中医领域与医案的结合、平行病历撰写规范的提出较为突出。

（二）平行病历的运用

案例2

第一次直面患者死亡

晚饭后我匆匆回到病房，在电脑上查看所有危重症患者的医嘱用药和最新检查结果，想着临睡前把可能出现的状况都扼杀在萌芽状态。接下来的3个小时病房一直很安静，没有患者需要处理，本以为就这样度过第一个安静的夜班。9点左右，病房尽头突然传来呼救声和哭声，我飞奔过去，发现39床李爷爷监护仪上显示心搏停止，濒死状态，心电图显示大面积急性心肌梗死，立马进行胸外按压并呼叫当日值班的二线医生L教授来指挥抢救工作，抢救大概持续半个小时，其间W师兄及李爷爷的四个子女陆续赶到病房，最终患者因急性大面积心肌梗死抢救无效死亡。L教授没有太多情绪的流露，按照正常程序进行进一步的处置。W师兄人很好，平时对我这个新来的"小菜鸟"也是照顾有加，一方面和李爷爷接触半个多月毕竟是有些感情的，另一方面担心我是新手忙不过来，毅然不顾第二天的雅思考试，全心来帮忙处理抢救后的繁琐工作。李爷爷的三个女儿已经泣不成声，儿子默默流泪，年龄最小的女儿大概是和老人生前最亲近吧，一直接受不了父亲的离开，不停跺脚，难过得几次要晕死过去。而我，作为一个初入临床的年轻小医生，第一次感受到死亡离我们是如此之近，内心巨大震撼的同时也不禁感慨很多。

我回到办公室，坐在椅子上开始发呆，回忆着李爷爷刚住进来时候的样子，回忆着刚才其子女们的啜泣，L教授让我去完善他的病历，填写死亡证明。很揪心，本应是救人的双手，现在却要用这双手去宣判死亡，我的眼泪突然出现在眼眶中，紧接着一股情绪推动着眼泪夺眶而出，我使劲忍住，但眼泪就是不停地往外溢，我用了很久才把眼泪控制住，希望自己的眼眶不是红的，不要被L教授看到。

（改编自学生作业）

这是一篇平行病历，记录了作者一次抢救失败的过程，也是第一次经历患者离世。细致描述了当时的场景，多个相关人物的特征及心理、行为，真真切切。

这些文字落笔生情、打动人心。实践中，它们却无法被写进规范的病历，即使是死亡记录也不能出现这样饱含情感色彩的文字。然而，直面死亡带来的冲击，以及作为医生救死扶伤信念的挫败感，新手医生成长过程无法逾越的关键节点，却是实实在在发生且需要我们的教育有所回应的。在这个意义上，笔者认为，叙事医学勇于正视并弥补医学教育和实践中忽视甚至逃避的空间，并找到合适的工具如平行病历，来鼓励医学生、年轻医生在叙事写作中建设内心世界，与患者感同身受。

平行病历的教育价值毋庸置疑。就内容而言，平行病历重在充斥情感的张力和价值的负荷，共情和反思是关键。然而，在现行病历中，医生以集体写作身份呈现，患者的主体性几乎隐身。平行病历作为教育工具，能够体现并正视医患双方在个体层面的真正交互，并以丰富的内涵弥补了现行病历的工具属性价值。值得强调的是，教育层面有效的工具不一定具有临床适应性；如何将平行病历所承载的培育共情和反思能力的属性，有效转换到临床实践中，是另外的问题。

三、微型民族志

（一）疾痛的意义

凯博文在《疾痛的故事》一书中详细陈述了疾痛的四层意义，并主张以此为基础复原患者的疾痛故事，进而以微型民族志写作步骤倡导临床医生的实践。他将疾痛的意义区分为症状的表面征兆、文化涵义、生活环境（个人及人际关系）与解释和情绪（患者及其家人的解释模式）等。临床报告更应被看作与作为主体的患者进行关于积极创造疾痛意义的对话，而不应把患者看作被动客体观察的结果。具体做法是：先建立一个分析框架，再以具体的案例去剖析各个意义。其中的方法论要素是设身处地的倾听、转译和诠释。

案例 3

为什么是我？

他是我独立后接诊的第一位患者，30岁不到，身材瘦小，给人一种十分干练的感觉。初次见他的时候，很替他惋惜，年纪轻轻就罹患直肠癌，且是超低位，很有可能保不住肛门。见他面露难色，不愿交流，给人一种低沉阴郁的感觉，几番交谈才将病史采集清楚，最后在他家属去办住院手续时突然问我"我这病严不严重？"我一怔，不知如何回答，只冒出一句"还可以"，觉得不妥，又加了一句"别太担心"，却也不知该再说些什么，既想给他希望，又怕他接受不了反差。

可能是家人不在身边的缘故，他慢慢和我多说了几句，"我怎么会得这该死的病呀，谁得也不该我呀！"之后长叹一声却也不再说什么了，这时他的家属回来了，他便默默地起身回去了。那时的我心里已经无法平静，我也替他觉得不公平，和我一样的年纪却是两种不同的命运，完全相反的两个角色：医生与患者。这个世界谁都不是永远健康的，年轻也不能肆意挥霍自己的身体，你不知道意外和明天哪个先到来，想到这里我也不禁一声长叹。

（改编自学生作业）

"为什么是我？"成为医疗领域的终极之问。在医学生课堂上，笔者常提出这个问题，假设你是被问的那位医生，将如何作答？经由课堂得到的答案往往是"科学"倾向的，医学生会从发病的遗传特性、概率、病理生理及生活习惯等角度解释。这个问题与知情同意告知类似。为什么？医生一方讲的是科学语言，患者一方能理解的是日常生活世界。

"为什么是我？"的确有科学概率因素，但具体到独特的、有家庭、有社会、有血有肉的个体身上，人们仍然倾向于追寻病因的概率这样的科学答案以外的合理解释。

案例4

一位诊断为卵巢癌的女性患者的自述

基本情况：女性，68岁，诊断为卵巢癌。有1个女儿。退休在家，平时帮助照看两个外孙。

去年11月份我就觉得肚子有点疼。去医院照B超，说没什么事儿，肌肉拉伤。孩子爸爸也说，你是干活累的，岔气了，没事。医院给开了点儿止疼药。回来以后，就想那止疼药吃不吃的能怎么样？（如果是疼，可以忍）。

后来，还是疼，那就吃药。吃了以后，还行，不那么疼了。

然后，快到春节，我这（指右腹部）就有憋气，肚胀，吃不下饭。那时候，亲家给他们收拾屋子，我这就帮忙带孩子。我比亲家小五六岁呢，这不想着，多担担家里的活。

这个小的（女儿二胎），从出生到现在4周岁，我是黑夜白天的（带孩子），没闲着。

从早到晚，常是屁股没挨着过椅子，坐都没坐一会儿。我从这样（一直是照顾别人的状态），现在变成走几步路都困难，需要别人照顾了。

这不快过年了，（年）三十晚上，菜都是我弄的。包饺子，我强吃了十个。初一，亲家说还吃饺子，我说行。都弄完了，我只吃了六个。

我那时候就强撑着。心想，我这时候有事，几家子都消停不了。

初二，我疼得受不了了，给闺女打电话，让她带我去看。接着就住院了，头一回从肚子抽出来两袋子（腹水），后一回抽出来两袋子，得有4公斤。医生说，不能抽太多，抽太多了你受不了。胸腔没抽。

你说，家里也没有人得这病啊！？

楼上邻居说，那谁谁是乳腺癌，切了。

年轻时，我有痛经。我姐姐常说我，小姐的身子丫鬟的命。后来生了孩子，每天忙乎着，也没事了。

（关于这病的结局）我也想好了，就是一个字。

（节选自一位患者的访谈材料）

这段患者自述包含了她对病因的解释、过往经历与患病的关联、从家庭中的照护者转变为被照护者的准备与连接。例如，关于痛经那段描述，隐约在寻找身体上的联系，即痛经可能与疾病的关联；以及就医过程对家人的体谅等。其中给出了"为什么是我？"这个问题的解答与延伸：患者将这次生病的病因归结为在家庭中过度劳累，通过叙事寻求道德地位与疾病合法化，即家庭政治诉求（家庭政治不仅是作为许多故事的潜台词而存在，往往也是讲述的核心）；这是典型的求索叙事，因为这场疾病，生命历程似乎"中断"或者需要建立新的连接；当从个体原因仍不足以解释疾病时，人们会关联到他人或延伸到公共议题。从这则案例里，我们能得以窥视中国人的性格特征与价值体系，尤其是中国老年女性在家庭中以照护者的"牺牲"为主线的生存状态，发人深思。应该说，医学话语不足以解释患者的困惑，因此，患者要自行解释。而患者的解释是具有多重因素的复杂的解释模式，超越了生物医学对疾病的狭窄解释。

另外，解释模式常是模糊的、变化的，讲述者自身对其并未形成清晰认识；其解释模式具有异质性，受到人格与地方化的影响。而医学实践者的解释模式基于医学理论与科学逻辑，同时亦包含大众文化的要素。无论医生还是患者，都不会在疾病过程中保持一个单一不变的解释模式，而是会不断改变他们的解释，因此，个人解释模式有不同的版本。医患间两种叙事模式的互动与调适转化机制提示我们，在研究的过程中，不仅要注意生物医学的医疗观念如何在现代化的历程中被社会、群众接纳和使用，还要注意患者群体在回应医学话语中，其地方性知识、疾痛叙事的逻辑、话语如何令其回归正常生活秩序。即使面对不同的互动结果，我们也应有信心促使医患双方的叙事模式往合作共存的路径上发展。解释模式的多元性特征，或者说变动不居的存在形态，对于生物医学科学实践构成了重要的补充，亦具有临床价值。

（二）民族志的概念

土著的祖先杀死了一只蝉（犯了禁），蝉死前尖叫起来（受伤时它总是那样尖叫），结果，黑暗笼罩了大地……对安达曼人（族群名称）而言，蝉的歌声就像日夜的交替一样……这个传说想表达的是日夜交替这种自然现象的"社会价值"……与许多其他原始民族一样，安达曼人害怕黑暗，因为他们相信某些自然力量是社会危险的潜在根源，那种觉得夜晚不安全的感觉，是对这些自然力量恐惧或尊敬的态度……日夜交替这种自然现象会影响安达曼人的社会生活，从而具有了意义。

在土著的心目中，社会处于活跃状态的白天是相对安全的时间段，而一切社会活动都停止了的晚上则是相对不安全的时间段……他们相信，精灵在晚上比在白天更可怕。

（［英］拉德克利夫－布朗）

民族志（ethnography）是人类学家文化撰写的文本形式，是田野工作的成果之一，是人类学的主要展示手段与形式。人类学者进入异域，观察体验异文化，以当地人的视角思考问题，理解并阐释他们的经验，包括对政治、经济、信仰、习俗、家族、环境等全方位的考察。通常以访谈、观察作为收集材料的方法，得到的材料，以跨文化比较的方法呈现，即民族志作品。本章开头的描述节选自经典民族志。其中，人类学家特纳以象征的含义，将所观察的仪式中体现出的恩丹布人对生命、生育及死亡主题的认知进行阐述；本小节中拉德克利夫－布朗则从土著的祖先杀死一只蝉这个传说，表达安达曼人对日夜交替这种自然现象的"社会价值"的理解。

需要强调的是，人类学家或民族志者一脚踏进异文化里，能够发现当地人习以为常熟视无睹的文化现象；另一脚踏在外面，这样才能做到全面恰当的诠释，即以不同视角来透视同一个现象。因为人们往往"不识庐山真面目，只缘身在此山中"，人类学视角和方法常能够获得"他山之石可以攻玉"的美誉。

通常的民族志作品就是一本著作，在不短于一年的时间周期里进行的田野工作基础上得以完成。民族志以其厚重的方式对社会事实与文化现象进行表征与诠释，成为独特的知识贡献。医学人类学家凯博文主张以微型民族志（包含具体的写作步骤）、对患者生活故事的诠释，解释模式的启发和协商处理，医生的最佳实践是根据疾痛经验的现象学理解，以及疾痛经验对患者的心理和社会的影响来安排治疗。

虽然民族志者与临床工作者工作身份不同，经受的学科训练不同，但他们中的经验丰富者势必拥有共同的感性能力。在医疗中引用民族志方法的目的，是要让医生使自己深入患者疾痛的生活经验。医生尽可能地了解，甚至发挥想象力去感知疾痛经验，就像患者那样去理解、领会和感受它。在此，人类学视角下倡导的感性能力与叙事医学中的叙事能力异曲同工，期待未来临床实践者能够借鉴人类学思想与方法。例如，在更多实际操作与理论研究基础上，能够将微型民族志方法纳入临床工作，且成为日常实践。

（三）微型民族志的写作步骤

临床医生从事民族志工作，需要一定的理论与方法的储备与训练。限于工作时空，凯博文倡导微型的过程。除微型民族志外，他还提出生活简历、解释模式与协商处理、心理评估等内容。这些思考主要源于慢性病诊疗过程的需要，并以其精神科医生、人类学家、慢性病患者等多元身份出发，形成的思考与启发值得借鉴。

第一步：复原患者的疾痛故事

疾痛故事有四种意义上的诠释：症状象征、有文化印记的异常、个人和人际的涵义、患者及其家人的解释模式。

第二步：记录

记录新近与疾痛及其治疗相关的主要心理-社会问题，并将其分类。包括婚姻及家庭冲突、工作问题、经济负担、学业耽搁或失败、日常生活安排困难、对病残的心理反应（如焦虑、回避）及疾痛问题类目表等。

第三步：罗列需要的介入并追踪干预效果

与疾痛类目表相并行，医生应列出帮助或缓解这些问题所需要的介入。可以包括短期支持性心理治疗、家庭咨询、社工咨询、日常生活咨询或特定功能的康复训练、法律帮助等。还包括饮食、锻炼、生活方式，以及情绪疏导等，并且追踪记录干预效果。

以下一则案例以《急诊室的故事》片段为叙述文本，按照微型民族志写作步骤完成。

案例5

《急诊室故事》微型民族志

第一步：复原患者的疾痛故事

一位九旬老太感冒引起心力衰竭合并肺感染，送医就诊前家人已自行三次人工复苏。入院情况危急，孩子们齐心协力配合医院抢救治疗，无微不至地关怀母亲，拉手、摸头、亲亲脸颊，安慰老母亲不要怕。过程中分工有序，及时赶到的三个孩子中一人付费，一人照顾母亲，一人向大夫叙述病情经过，并安排兄弟姐妹们轮班照顾母亲。在大姐值班守护母亲期间，多次查看母亲情况，关切照顾，看到母亲双下肢水肿、溃烂，情绪一度崩溃，反复询问医生能否给予支持治疗，得到否定回答后，她失落地回到走廊，一个人默默地想了好一阵，然后拨通兄弟们的电话，召集家庭会议，商量老母亲出院事项。兄弟们齐了，镜头切到一起推老母亲离开抢救室的画面。

第二步：记录疾痛问题类目表

疼痛问题	故事
婚姻及家庭矛盾	无
工作问题	无
经济负担	无
学业耽搁或失败	无
日常生活安排困难	是，患者卧床，行动困难，需孩子们轮班照顾，但孩子年迈，身体不足以扛起压力
对病残的心理反应	否认　回避　心灰意冷　焦虑　接受√ 其他_____
其他	

第三步：医疗介入及干预效果

干预效果：不理想，最好的结局是转化为没有质量的生命时间的延续。患者回家后可能会平稳度过一段时间后再次突发紧急事件。

对于干预效果家属的反应：家属曾反悔干预，"不如就让她走了，省得遭罪"，但病情稍稳定后遵从内心，决定放弃进一步干预，出院回家。

民族志体会注释：

患者子女均白发渐起乃至苍苍，最小的儿子已经谢顶，每个人背后都是另一个家庭。然为人子女仍不忘初心，毕竟父母在，人生有出处，小时候总害羞不敢跟人说话，你就鼓励我，现在你老了躺在病床上，别怕，妈妈，我在。可以看出这是久经疾痛考验的一家人，在疾痛面前，没有抱怨，没有愤怒，而像是一支训练有素的队伍，不慌不忙，从容有序，感动于子女对慈母三春晖的报答，血浓于水，情感相系。

可以看出大姐非常希望母亲能坚强渡过这个难关，再次创造奇迹。但她又坐卧不安，因为她不知道这样的坚持对于母亲来说会不会太残忍，之前的三次人工复苏成功已经是了不起的奇迹，如今还要让在人间苦难九十载的老母亲气喘吁吁地周旋于冰冷的仪器设备之间，她实在狠不下心了。她需要医生给她一个肯定的答复，一个让她稍稍安心的能够放弃执念的答案，一个让她说服其他兄弟时也能说服自己内心的理由，一个能让她不那么痛苦的答案。可是，医学没有百分百，医学从来没有肯定答案。

（改编自学生作业）

这篇作业除按照步骤描述外，还以"民族志体会注释"形式写下所思所感，是类似平行病历的文体写作。作为一种新的工具，在叙事医学实践中，微型民族志能够带来怎样的效果，目前尚缺乏充分的证据，但不失为拓展实践路径的一种值得借鉴的可能。

案例6

日　记

我采用了一个方法——记日记。

每天的记录会让患者、家属有发泄情绪的途径，增强自我体验，提高存在感，从而为改变负性认知提供可能。日记是一种倾诉，也是一种观察。

我通常会让患者或者家属来共同完成，如果患者有独自记录的能力，我会鼓励。更多的时候因为患者的虚弱，主要由家属记录。

这个日记本记什么？

首先，是患者的生活日常，包括每天什么时候吃饭，吃了什么，吃多少，吃完以后的反应，尿便情况，患者出现了哪些不适的症状，什么时候出现，医生处理后的效果等，这是很重要的内容。在我们临床上也有一些观察，如护士会测体温、记血压，但不是连续性的。而这种记录是患者个性化的、更为详细的记录，这样可以弥补我们临床上观察的可能不足的地方。每天查房医生看他的记录，可以很清楚地掌握第一手准确的数据，对患者的治疗更加精细化、准确化。

其次，是记录患者每天自己的想法和要求。

（整理自教学微电影《日记》）

在教学微电影《日记》中，我们探讨了困难消息告知、医患共同决策、缓和医疗实践等多个医学教育的知识点，其中，对叙事医学实践方法构成启发的是片中侯莉医生倡导并支持患者书写日记。同时，作为主管医生，侯医生与患者共同书写日记。医患双方经由书写达成了彼此间的信任与深度理解，日记记录下的点滴在患者的日常与医学的实践两者之间搭建起连接的桥梁。在这个意义上，在一定时间长度里，实现了民族志的价值。

关于微型民族志，除人类学背景学者外，仍是鲜为人知的概念。尽管实证研究尚未大规模开启，本文认为，应在叙事医学发展的今天予以充分的重视。笔者曾经对凯博文与卡伦两位学者的相关信息进行对照后发现，他们在学科定位、理论前提、对关系的强调、临床实践方法与工具等方面异曲同工。例如，卡伦医生界定的叙事能力指"倾听、阅读、识别、吸收、解释，并被听到或读到的故事所感动的能力"。与此对应，凯博文认为"医生应尽可能地了解（甚至发挥想象力去感知、感觉）疾痛经验，就像患者那样去理解、领会和感觉它"，即经验丰富的医生会像民族志者一样拥有共同的感性能力。

在医学人类学与叙事医学对照的背景下，微型民族志与平行病历倡导的价值一致。国内医学人类学领域，尤其是与叙事医学有研究交集的学者，不约而同地关注到了微型民族志工具的发展潜在空间。例如，"微型民族志作为叙事医学新范式，是资料收集、赋权、共情、治疗为一体的研究范式"，认为微型民族志比平行病历似乎更具临床适应性，提出多种工具和方法，希望有助于叙事医学方法的开放性等，旨在为完善中国叙事医学理论与方法带来更多启示。

四、叙事能力的教育价值

（一）弥补和正视情感教育价值，提升反思能力

笔者认同这样的观点："情感的触动是叙事医学的开端。"在多次的学术讲座中，往往会在医学故事的小结处重申这个观点。然而，在传统

的生物医学训练中，情感教育目标是隐含不见的，"学生在获得浩瀚的知识体系、学会适当的'临床态度'时惯常性内化和隐藏自己的情感"。人类学视角以"成年礼"来比拟的解剖课训练，对今天反思情感教育目标构成了启示。从上文"第一次解剖课的感受"作品，我们能够感受其中充斥的复杂剧烈的情感，进而通过反思性写作形式实现对医学生的帮助，疏解医学生复杂情境下的真实遭遇和困难的同时，正视并回应了情感需求，并培育和提升了反思能力。

反思性写作训练被视为有望破解医学教育中提升反思能力的方法之一。反思是"一个内省和探究关注问题的过程，它被这样的一种经验所触发，从自我的角度创造和阐明意义，并且这种经验导致概念性（基本）视角的改变"。卡伦医生整合了反思与写作，作为训练医学生共情能力、建立职业精神的一种工具和实现叙事医学的主要抓手，以细读、反思性写作来构筑而成叙事医学方法的基石。借助书写来找寻并更新"自我"，在不同角色的多重互动中期许内化的叙事能力在未来的医学实践中得以呈现。通过细读上述作品，我们能够强烈感受到作者"自我"的存在。通过教授写作来教授反思，是在"以反思来写作"这一概念的指导下，反思的教与学呈现出特定的形式，是重视叙事作为通向意识、参与、责任和伦理的路径，是进行自我剖析、自我审视与自我超越的过程。

（二）在建构医学生身份中彰显叙事价值

解剖实验课训练设置于医学生早期阶段，亦是将学生建构为医学生的重要节点。始于此刻，医学生须不断地在医学科学话语与日常生活话语之间进行转换。来自医学科学的有关人体、病理学和诊疗的错综复杂的细节与日常世界存在深刻差异。从医学人类学视角出发，医学世界如何被构造为一个独特的经验世界是值得被考察的，而学习医学就是生成关于这个独特生活世界的知识。作为这种建构的关键过程，叙事能够帮助建立新的连接和转换，对生命、自身的理解，叙事使不可理解之物获得了理解的可能性。解剖实验课作为医学生身份建构的重要过程与象征符号，从上述作品的细读中，我们发现作者曾经历的心理困境、主体性迷失、身份的"失序"，以及经历艰难的过渡而后预期实现主体间性的确立、意义的升华，最终完成医学生身份的建构。

（三）重视情境性、实践性特征，对医学教育形成贡献

20世纪90年代以来，国外医学教育领域在结果和胜任力导向的发展理念下，注重过程及综合评价，随着基于结果和胜任力的教育理念的深化，强调课程的职责在于帮助学生提出正确的问题，并通过信息源得出答案，进而对答案进行评估。具体到叙事医学教育领域，理论与实践相结合的干预是一种有效的提高医学生共情能力和学业成绩的策略。国内相关研究表明，关于最希望通过怎样的形式学习叙事医学知识，提高叙事能力的问题，选择传统课堂授课的学生占比最低，而更倾向于选择临床实践或医学专家示范。叙事医学教育的侧重点可根据不同的阶段需求与整体训练的系统设置，在医学院早期教育阶段依托于解剖课，而高年级阶段可以更多创设临床情境，从而强调叙事医学能力培养的实践性需求与优势，以及叙事医学教育与临床实践紧密结合的必要性。

参考文献

［1］特纳. 仪式过程：结构与反结构［M］. 黄剑波，柳博赟，译. 北京：中国人民大学出版社，2006.

［2］李飞. 生命消逝的礼赞［M］. 杭州：浙江人民出版社，2018.

［3］HATEM D，RIDER EA. Sharing stories：narrative medicine in an evidence-based world［J］. Patient Educ Couns，2004，54（3）：251-253.

［4］RITA CHARON，NELLIE HERMANN. A Sense of Story，or Why Teach Reflective Writing?［J］. Acad Med，2012，87（1）：5-7.

［5］登特，哈登，享特. 医学教师必读：实用教学指导［M］. 5版. 王维民，主译. 北京：北京大学医学出版社，2019.

［6］RITA CHARON. Narrative medicine：honoring the stories of illness［M］. Oxford：Oxford University Press，2006.

［7］李飞，宁晓红，王剑利，等. 叙事病历临床应用的可能路径［J］. 医学与哲学，2022，43（6）：46-51.

［8］齐猛，徐跃峤，菅凤增，等. 如何书写叙事医学平行病历［J］. 医学与哲学，2019，40（22）：45-46.

［9］杨秋莉，王永炎. 叙事医学的平行病历与中医学的医案医话［J］. 现代中医临床，2015，22（3）：1-4.

［10］孙咏丹. 叙事理念在医案医话中的体现以及对病历书写的指导［J］. 继续医学教育，2017，31（4）：48-50.

［11］王昊，杨秋莉，王子旭，等. 关于中医平行病历书写规范的建议［J］. 现代中医临床，2019，26（3）：6-10.

［12］王子旭，赵晶晶，刘一品，等. 中医叙事医学临床实践路径的构建［J］. 中国医学伦理学，2024，37（11）：1251-1262.

［13］刘虹. 平行病历与叙事能力. 叙事医学［M］. 北京：人民卫生出版社，2020.

［14］拉德克利夫－布朗. 安达曼岛人［M］. 梁粤，译. 南宁：广西师范大学出版社，2005.

［15］庄孔韶. 人类学概论［M］. 北京：中国人民大学出版社，2006.

［16］克莱曼. 疾痛的故事：苦难、治愈与人的境况［M］. 方筱丽，译. 上海：上海译文出版社，2010.

［17］张有春. 医学人类学［M］. 北京：中国人民大学出版社，2011.

［18］赵璇. 医患间两种叙事模式互动与调适机制研究：基于银川X医院的田野调查［J］. 北方民族大学学报（哲学社会科学版），2017（2）：21-24.

［19］李飞.《生命消逝的礼赞》导读［J］. 中国医学人文，2018，4（11）：65-70.

［20］涂炯，季若冰，程瑜. 赋权、共情与主体性：作为微型民族志的叙事医学［J］. 医学与哲学，2023，44（8）：1-7.

［21］李飞. 中国叙事医学实践的反思［J］. 医学与哲学，2023，44（8）：8-13.

［22］卡伦. 叙事医学的原则与实践［M］. 郭莉萍，主译. 北京：北京大学医学出版社，2021.

［23］ATKINS S，MURPHY K. Reflection：a review of the literature［J］. J Adv Nurs，1993，18：1188-1192.

［24］李飞. 北京协和医学院叙事医学课程教学经验探索［J］. 医学与哲学杂志，2019，40（15）：51-53，78.

［25］卡伦. 叙事医学：尊重疾病的故事［M］. 郭莉萍，主译. 北京：北京大学出版社，2015.

［26］古德. 医学、理性与经验［M］. 吕文江，余成普，余晓燕，译. 北京大学出版社，2010.

［27］杨柠溪，李小燕，燕虹，等. 叙事医学教育对临床医学专业学生共情能力和学业成绩的影响：一项随机对照试验［J］. 国临床心理学杂志，2018，26：557-560.

［28］赵苗苗，罗瑾琰，蔡巧玲. 三阶段课程化临床实践对医学生叙事医学认知的影响研究［J］. 中华医学教育杂志，2020，40（10）：780-783.

第八章　叙事医学教育实践多元路径

叙事可以通过口头语言、文本以外的多元路径来实现，包括绘画、图片、视频、音乐等。例如，前文绘画赏析内容即以绘画叙事路径，对敏感性、感受力、观察力等进行提示和培育。在叙事医学课程教学中，我们尝试融合多元路径叙事形式，通过诗词书写病历实践、原创教学微电影、绘画赏析等形式，逐渐形成了教学特色。这些努力旨在情感触动的基础上，发挥并调动学生的直观感受力，增强对隐喻、"不可言说"内涵的理解力与解释力，从而预期转化为关爱他人的意识和实践。

一首诗词能呈现产妇化险为夷的就医经历，一幅图画可以用来描述疼痛的发作，一段视频可能有助于发现难以直接表达的感觉。

一、诗学不应为文学所独有

诗学实践在叙事医学视域下获得了新的发展，令人欣喜。"诗学不应为文学所独有"，医学实践里亦有诗和远方。以诗词形式创作的平行病历，在惊艳的感受中为医学教育带来新颖的启示。

（一）契机与前奏

笔者的人类学训练背景成为医学院从教的理论准备，以及从事叙事医学教学与科研的直接基础。在医学教育实践中，笔者常被医学故事所触动，逐渐意识到叙事对于医学教育的重要价值，并基于理解形成了对叙事医学自发的认知。在2016年的一次学术研讨会上，北京协和医院李乃适医生以诗词为主题进行了精彩演讲。这次会议基于叙事的交流，成为协和叙事医学教学发展历程中的重要前奏。2017年，北京协和医学院叙事医学课程开课。作为一门新课，它充满了未知与挑战。在可供借鉴经验极其有限的情况下，李乃适医生受邀加入授课团队，开启了独特的医学叙事之路——为医学生讲解诗词书写病历的实践，讲题名为"诗和医者的远方"，堪称创新。接下来的思考是，诗词病历书写与叙事医学的学理如何相融并进行分析？

（二）融通与践行

从学术研究角度看，诗词叙事成为值得探索的空间。我们的判断是，李乃适医生的诗词是一种独特的医学叙事。在一首首诗词背后，读者透过创作过程的讲解，勾勒出丰富的医患故事。基本思路是：在这样的叙事行为基础上，挖掘其中蕴含的教育机制，进而形成有推广价值的教学实践。从人类学视角出发，尝试从学理上认识诗词创作，并尝试探究其对医学教育的意义。

人类学对于诗学创作与实践的认知，已经从学理上实现了融通。笔者的博士导师庄孔韶教授在其主编的《人类学的诗学探索》一书中对人类学视域下的诗学创作再作解读，对"不浪费的人类学"思想再次进行了丰富的解释，实现了升华。简单讲，这一思想主张"无次要材料"，将基于田野的互动、理解所得的不同的知识、体悟和情感，以并置角色多种手段展示出来；力图以新的认知与行动理念，推动文化表现的多元方法综合实验，从而实现人类综观旅程上的平等地位。

此处的"并置"对医学实践与叙事医学发展均构成重要启发。除在接纳叙事医学理念的医学共同体内展开一定规模的临床实践探索外，学术界讨论循证医学与叙事医学时，即常将科学实证与人文叙事并置。这种情形可被视为是以叙事为代表的人文医学实践的强劲呼声，是对医学科学实践主流模式的深刻反思与变革行动。

"无次要材料"思想指在田野工作中尊重不同知识，展示手段多元，落脚于综观的理解，其核心是平等。第五章中画作《伊卡洛斯的坠落》用于医学人文的教学，其所寓意的医学实践重心偏移，画中色彩亮丽的中心人物与角落里仅露出双足的落水者形成大与小、中心与边缘的反差。如果持有"无次要材料"理念，再去观赏这幅画作，相信不易遗漏隐藏着的真相。

叙事医学是对20世纪60年代社会学家批判的一种回应，批判直指医学实践是一种主体间分离的实践。因此，在"并置"以外，我们梳理到了另一个关键词是"分离"。这亦是叙事医学备受重视的原因：我们在以行动去弥补生物医学实践模式的不足，某种程度上说是弥合分离。一个例证是：在医学教育，尤其是医学人文教育中，我们需要时刻提醒学生患者是人。医学院教育在帮助医学生获得浩瀚的知识体系、学会适当的"临床态度"时惯常地内化和隐藏自己的情感。另一个例证是，解剖实验课带给医学生的情感冲击与矛盾状态，实质上是以"去人性化"过程实现医学生身份认同的规训。从医学人类学视角看，对生物医学实践模式的批判，旨在呼唤整体性医学实践，而对分离状态进行弥合，发展成为叙事医学的一项重要使命，甚至可以说构成了其主体框架。

在此意义上，"并置"有可能成为弥合"分离"的一种尝试和有效路径。

令人欣喜的是，我们在医学教育领域看到了这种"并置"——李乃适医生的诗词病历叙事。

翻开李医生的著作《仁心词话——叙事医学之诗情医事》，结合课堂授课内容，以《画堂春》为例说明诗词的创作过程。一位妊娠期糖尿病患者使用胰岛素后，发现过敏，停用。结果血糖水平升高导致酮症酸中毒，进而昏迷，送入重症监护病房进行抢救。"妊娠消渴似寻常，争知九死徜徉。仙方岛素痒弥彰，骤病膏肓。"万幸的是，经剖宫产孩子获救，产妇也渡过难关，真是九死一生。事后，李乃适医生以"劫后余生母子，床前属意酮糖。晏然脱敏险中藏，惴惴思量"来总结当时的心境。

协和的大查房久负盛名。在此场合，李乃适医生将创作的词作分享给参加的教授、进修医生、实习医生与医学生等。设想一下，在枯燥的生物医学信息传递当中出现一首词，将产生怎样的绝妙反应。这实现了"并置"。借助一首诗词，受众能够更好地体会这位胰岛素过敏产妇在生产时险象环生、动人心弦的就医过程，以及感受医者丰富细腻的情感表达与医者仁心。

在课堂上，李乃适医生曾分享自己当住院医师时的一次经历。那是一位焦虑和药物依赖患者，起初担心如果不使用激素类药物，患者可能会干扰到病房秩序。为了避免这样的状况发生，李乃适医生主动找到患者并成为长达2个小时的倾听者，正如前文"小红花"模型里讲到的医者将自己变成了工具。而这个倾听过程也使这位患者真正地依从，因为他跟医生之间建立起了信任。如李乃适医生所言，这是一次奉陪到底的倾听与见证，患者向医生诉说就医历程、感受、想法、困惑及恐惧，医生听了以后，吸收并分析患者的故事，然后"琢磨怎么办"，从而提供适合的诊疗。这次叙事行为完美诠释了叙事医学发起人卡伦医生对叙事能力的界定：认识、吸收、解释并被患者的故事感动且有所行动的能力。这则故事的启发还在于寻找创作的动力和源泉之余，关注并致力于发掘用于医学教育的思路和机制。换言之，在今天系统学习并实践叙事医学的背景下，作为历史性回顾，这对梳理中国优秀临床医生自觉践行叙事医学的宝贵经验，具有重要意义。

近年来，协和叙事医学团队关注到病历书写实践，主张将叙事性内容纳入病历，以提供对诊疗有价值的必要信息。上述李医生以诗词形式的创作，严格意义来说，是平行病历而非叙事病历。但这种实践彰显的是：临床上来自患者的某些信息是无法在传统规范的病历书写中呈现的，是可以感觉但不能记录的，却可对临床诊疗起到关键作用，对医务人员的成长与反思带来重要启示，有助于对医学实践经验进行梳理与总结。这个思考触发了李医生以中华优秀传统文化的诗词形式撰写病历故事，成为中国叙事医学实践的独特的、创造性的书写。继探讨缓和医疗领域叙事病历运用路径以来，我们从缓和医疗实践中看到了叙事医学即叙事缓和医疗，也就是叙事医学在中国的临床实践落地。现在，透过李乃适医生书写的词作，再次提示我们以病历作为重要切入点和突破口，是叙事医学实践真正落地的关键。

"如果我们没有诗意的生活经验，我们就会木然地写作，生硬地征引，论文里不会看到那里的诗性社会的激情的本意"。不仅仅是作为一种文学修辞，我们在医学教育中引入诗词，是要主张并倡导这样的意义：在崇尚科学理性的主流思潮中，在容易被忽视被掩盖的话语之外，以诗词这种独特的、富有感染力的形式，去培育学生细腻的感知力和叙事能力，即以诗性智慧来呈现和表征。触动是叙事的开端。我们回溯叙事知识的概念：人们通过认知、象征和情感的方式来理解故事的意义和重要性的知识，从而与科学不同。富有诗意的医生也就达到了情绪、隐喻能力的破解与融合。诚然，因个人成长经历、爱好旨趣，以及悟性的不同，诗人的体验难以复制。然而，对于医学教育或者具体到叙事医学教育的价值，仍值得我们挖掘其内涵，并让更多未来医者从中受益。在创作之前，诗人在一次独特的、具体的医疗情境中，往往会对丰富的意义进行捕捉。"始于敏感和细腻，进而用心体会疾苦，才会有饱满的诗性表达"。从事医学教育多年以来，心底始终有个呼声：在医学的场域下，如何实现医学科学的精进与人文追求的融合。或许，可以尝试一下诗学感知的新方向。

（三）反馈与回声

诗词书写病历的诠释让李乃适医生收获了学生的高度赞许，甚至可以说成为医学院课堂一道独特亮丽的风景。例如，"在李乃适医生的讲解中，场景一一再现，在场的老师与同学们无不感受到一个医生的殚精竭虑与医德仁心。拍照记录的我有了几许仰慕，敬佩与感动，交织而在。""诗词在我的心中，一直都是'空山新雨''采菊东篱'这样仙意飘飘、与世隔绝的存在，很难与现代生活联系起来。而李乃适医生将诗词与医学做了一个完美的嫁接。当生活有了情怀，便是有了寄托，在诗词中你可以畅所欲言，是对生活点滴的记录，也是情感的宣泄。""李乃适医生用24首自己的原创诗词，以生动诙谐语言讲述了他的诗意与医学的故事。每首诗词的背后都包含一个引人深思的故事，既有他治病救人的喜悦，也有他面对患者质疑时的无奈；更有他对友人和恩师的缅怀之情。课程结束时，每个人都意犹未尽，徜徉在诗词的隽秀意境中，美不胜收。"

二、视学生为"他者"

以人类学作为理论基础，我们对医学领域的诗学实践进行了诠释，虽小众，人类学却拥有强大的学科交叉融合能力；当人类学遇见医学，在医学教育与实践层面带来互动性的知识创造和智慧凝结，亦是本书致力于追求的跨学科融合的精彩华章。

作为人类学背景的医学院教师，笔者始终思考：在医学教育领域如何发挥人类学的价值，怎样帮助医学生学习人类学知识？

带着这样的问题，自然以人类学的方法展开调查。欣喜和意外相互交织，在这条调查的路上，求解到了一些答案，新的问题又产生了，于是开始另一轮调查与求解，像极了人类学里讲到的"文化的环程"。人类学的魅力便在于此，也以这种看待世界的方式吸引了志同道合的人。每每人类学家背起行囊远赴他方，到异域做田野工作，既是独特的人生体验，又有机会抒发内心的浪漫情怀。笔者曾在一篇文章里回顾梳理这个历程："此时，基于教学，我展开了别样的田野调查，尝试去触摸医学生的内心，将其视为可以透过人类学方法去理解的'他者'，去感受他们带给我的'文化震撼'。"

这样的调查之旅赋予笔者宝贵的机会走进医学生的世界，去了解他们的所思所想。同时，倾听到了学医、从医的故事，在这种分享与见证中逐渐形成了对医学教育独特性的认知。在今天看来，这是叙事医学视域下的"关注"。笔者在第二章回顾了与叙事医学结缘的过程。概括来说，人类学作为理论根基并提供了方法论，从而形成人类学进路特征的叙事医学教学与研究。

三、镜头下的叙事医学

多年以前，受训于人类学，笔者曾学习庄孔韶教授开设的一门课程"影视人类学"。课程内容包含对人类学影片的观赏、讨论与编辑，以及对不同学科背景创作者的作品进行对照剖析等。坦率地讲，虽留有深刻印记，当时并未形成明晰的认知与收获。不曾设想，这门课程像是一粒种子播撒于心，经过较长时间的蕴育和等待，在叙事医学发展的沃土中得到充分的雨露阳光，开始发芽生根。近年来，围绕叙事医学课程建设，笔者尝试以影视手段突破教学难点，团队完成拍摄9部教学微电影，并对这一教学方法进行了总结和分享。这段经历的启示还在于对教育的本质形成有益的思考：真正的教育是一种思想的培育，是需要花时间的，是需要耐心的，是静待花开的期待与美好。

"老李非常依赖我。我出差3天还可以，如果时间再长一点，他就会问我什么时候回去。"这个细节令拍摄团队成员印象深刻。究竟是什么原因让患者如此信任，甚至依赖他的医生？他们之间的医患互动是怎样的？这一系列问题成为拍摄的缘由和动力，后来就有了《日记》这部叙事医学课程的教学微电影。片中的侯医生鼓励这位高龄的肿瘤患者每天写下日记，记录下生活日常、身体感受等。侯医生说："他在这个时候，我要挺他。"与患者站在一起，陪伴他走过生命最后一程。在教学中，具体可以与医患共同决策、医患共同叙事、生命教育、医者仁心教育等知识点相关联。

G先生的父亲因胰腺癌离世，在确诊与病重期间曾多次到N医生那里就诊，笔者当时在跟诊，追访到患者本人及家属的4次就诊，相对比较了解这位患者患病、治疗及临终的过程。记得G先生最后一次来到诊室，是他父亲去世的第5天。G先生完成他父亲的嘱托，让我们看到了从他的家庭、亲友延续到了诊室当中的一场独特的告别仪式。N医生安静地聆听，这个过程让在场的每一个人都感受到莫大的安慰，我们都被G先生的故事所感动、触动。后来就有了协和叙事医学课堂上《谁能理解他的痛》这部短片。片中同时呈现了"向死亡进行学习"、缓和医疗理念、医学教育与人文思考等，对这一事件进行不同角度的诠释。

微电影《小壁虎》是儿童绘画主题，6岁、9岁的孩子笔下的"小壁虎"是什么样子？我们看到了五颜六色的壁虎，当人们惊叹于孩子的想象力时，我们认为本片最为精彩的是：孩子笔下的每只壁虎都在具体的故事情境中。因为叙事是与生俱来的能力。影片中的画家林老师最后总结："绘画是什么？"他标志性地紧锁眉头，回答自己的设问："绘画，是爱与陪伴。"这个表述令笔者心生触动，因为我所理解的医学也是这样。这种共鸣让我们意识到叙事医学所追寻的是人与人之间的理解，是为了医学境遇下人与人之间更好的相互理解。

微电影《回家》记录了一位终末期患者的意愿，以困难病例的多角色叙事为特征；《照护》尝试着将护工群体纳入医学教育视野，以叙事表达非主流的声音等。可以说，视频形式能够有效调动受众的多种感官，在还原的医疗情境中帮助学生更好地理解叙事要素与运用。

四、行走中的叙事医学实践

秉持与缓和医疗实践紧密融合的课程发展方向，我们在教学案例、调研、微电影拍摄等不同层面进行落实。自2017年以来，笔者曾到访学习的医院包括江苏大学附属医院（镇江）、云南新昆华医院缓和医学中心（昆明）、中国医科大学盛京附属医院（沈阳）、上海市第六人民医院、复旦大学附属肿瘤医院（上海）、大连市医科大学附属第二医院、大连市第四人民医院安宁疗护中心、浙江省肿瘤医院（杭州）、温州医科大学附属第一医院、河北医科大学第一医院（石家庄）、中山大学附属第七医院（深圳）、北京中医药大学深圳医院、湖南省肿瘤医院（长沙）、湘潭市第六人民医院、苏州市立医院、山东省立医院（济南）、山东省立医院（集团）北城医院（济南）、南京医科大学附属逸夫医院、南京明基医院、海口市人民医学院、北京协和医院、北京隆福医院、清华大学附属第一医院、北京普仁医院、高碑店社区卫生服务中心、首都儿科研究所附属儿童医院等。在此，谨向提供过调研帮助的医学同仁致谢！

在这些机构进行探访学习，融合观察（查房、跟诊等）、访谈、拍摄等方式，同时将人类学、传播学、叙事医学等不同学科视角带入整体流程，一方面是凝结而成来自本土实践的教学案例和微电影，另一方面亦是丰富多元的跨学科跨文化交流的旅程。

五、"不浪费的人类学"

（一）努力实现综观的理解

1995年，庄孔韶教授提出了"不浪费的人类学"的认知与行动理念，旨在推动文化表现的多元方法综合实验。我们相对熟悉学术写作的规范与程式，然而，在实地研究如人类学的田野工作中，研究者长时段沉浸其中，总有学术论文写不下的内容，如体悟、情感。除论文形式外，还可以多种形式进行表征。"不浪费的人类学"指"人类学家个人或群体在一个田野调查点上将其调研、互动和理解的知识、体悟及情感用多种手段展示出来。著书立说以外，尚借助多种形式，如写小说、随笔、散文和诗，进行现代影视、影像手段创作，邀集地方人士的作品或口述记录，甚至编辑和同一个田野点相关的跨学科互动作品，以求从该族群社区获得多元信息，进而有益于实现文化的理解与综观。"在今天看来，"不浪费的人类学"理念与叙事医学教育工具平行病历，人类学家倡导运用于临床实践的微型民族志等工具的发端有着异曲同工之处，可视为殊途同归的人的整体性多元文化表征。

其中，调研过程产生的"无次要材料"是对"不浪费的人类学"的重要理解。这与今日倡导的叙事医学实践再次不谋而合。叙事医学认为，生物医学实践模式下的医疗行为忽视或隐蔽了患者大量有价值的信息，这些未被纳入医疗整体设计的内容，可能的后果是我们的医疗实践需要修复。

（二）拉近了人与人心灵间的距离

人类学这门学问的魅力源自文化多样性的旨趣，倡导并践行尊重、平等、包容、多元的价值理念。同时，人类学致力于发现并诠释文化的差异，进而促成人们彼此间更好的理解。反观医学，为实现人类福祉在困难与挑战中不断前行。然而，遗憾的是，人们对医学实践的期望并未与医学科技进步水平同步增长。无疑，良好和谐的医患关系是医学界与公众一道追求的目标。在这样的愿景指引下，医学人类学者在踟蹰前行。倡导"不浪费的人类学"理念与行动的意义在于，平衡学术论文的程式化和文字表征的局限性。有过田野经历的同道的共识是：往往出现某个田野瞬间帮助你形成感悟、触发灵感，而这种精妙的人际的文化的互动，使一个人能够体验到他人、认识到他人；这是创造的过程，充满智慧与灵动的过程。我们以多元的形式进行表征就有了必要性，不仅是田野结果获得呈现，意义、体验和想象经由不同路径共同致力于帮助人们达成综观的理解。

在教学层面践行"不浪费的人类学"理念：除诗词、影像手段外，在协和叙事医学课程中，我们重视绘画分析，以经典油画作品请学生鉴赏分析之后，结合反思性和创意写作于一体，落笔生情。叙事医学实践正在把故事化的讲述、欣赏和分析的力量带入科学的临床日常工作程序，艺术的创造性参与有助于与医学的不确定性和意义相结合，在这样的过程中，训练学生细腻的感知能力与外化（再现）能力，即达成叙事能力的培育和提升。

在研究层面践行"不浪费的人类学"理念：协和叙事医学团队的"锵锵三人行"（由临床医生、人类学家、叙事医学研究者组成）在多次相聚中创造出的互动性智慧、学科交叉融合成果，令人欣喜不已。我们视此互动为独特的田野，基于临床医学（缓和医疗实践），以观察者视角、诠释者视角展开学科间、学者间的深层次交流，这个过程本身就是一种创造。同时，相比以缓解或解除病痛的临床医学而言，人类学的"功效"恐怕不能仅着眼于当下。作为一门人文学科，研究的目的不单是为了解决应用问题，而是更加倾向于获得在此过程中的体验、价值和反思，从而帮助人们从科学的局限中找到另外的可能和路径。人类学的批判性、反思性往往是以田野工作作为基石，深谙此道即可实现"变熟为生"的研究佳境。

在构建中国叙事医学教育、研究和实践的概念体系和实施框架过程中，强调植根于中国社会文化土壤的叙事实践，注重挖掘多元的、丰富的叙事经验，将极大地拓展叙事医学临床实践的创造空间。将中国本土性实践经验概括并凝练为具体路径，期待未来成为叙事医学教育本土化进程中的方向性指引和重要启示。

不拘一格的多元路径叙事实践成果，同时彰显了叙事医学的文化自信与中国本土实践智慧。叙事医学的诗学实践倾力前行的方法论意义在于：在医学实践的田野情境中，将关注的弧线弯向体验、情感、韵律与隐喻；并在医学科学的进程中，透过诗词、绘画、影像等多元形式的文化表征，拉近人与人心灵之间的距离。

参考文献

［1］李乃适. 仁心词话［M］. 北京：中国协和医科大学出版社，2024.

［2］李飞. 北京协和医学院叙事医学课程教学经验探索［J］. 医学与哲学，2019，40（15）：51-53，78.

［3］庄孔韶. 人类学的诗学探索［M］. 北京：中国社会科学出版社，2022.

［4］卡伦. 叙事医学的原则与实践［M］. 郭莉萍，主译. 北京：北京大学医学出版社，2021.

［5］李飞. 叙事医学课程"写作"主题教学思路［J］. 医学与哲学，2021，42（17）：31-34.

［6］CHARON R. Literature and medicine：origins and destinies［J］. Acad Med，2000，75（1）：23-27.

［7］李飞，宁晓红，王剑利，等. 叙事病历临床运用的可能路径［J］. 医学与哲学，2022，43（6）：53-58.

［8］李飞，王剑利，宁晓红. 叙事医学与缓和医疗的相融交汇："缓和医疗10年"笔谈成果之一［J］. 中国医学伦理学，2022，35（11）：1171-1177.

［9］CHARON R. Narrative Medicine：A Model for Empathy，Reflection，Profession，and Trust［J］. JAMA，2001，286（15）：1897-1902.

［10］李飞. 诗和医者的远方：叙事医学的诗学实践［J］. 中国医学人文，2023，9（2）：38-41.

［11］林红，刘怡然. 鹿行九野［M］. 北京：商务印书馆，2018.

［12］庄孔韶. 文化表征的多元方法与跨学科实验［J］. 民族研究，2020，248（6）：55-66，140.

［13］HURWITZ B，CHARON R. A narrative future for health care［J］. Lancet，2013，381（9881）：1886-1887.

第三部分

叙 事 缓 和

　　叙事缓和医疗概念框架集中表达了协和叙事医学教育实践与研究的核心主张、创新发现与理论贡献。

　　该框架以叙事医学与缓和医疗实践的紧密融合为基础，以叙事病历为其中的核心概念，致力于以叙事思维进行病历书写，将叙事内容融入现行病历，进而自缓和医疗领域的实践向医学界推广而形成方法论意义。叙事病历是在人类学指引下对协和缓和医疗会诊病历的"发现"，分别结合不同流程环节，已经初步概括了叙事病历书写的结构特征，论述病历中叙事书写的独特性，呈现了叙事书写对临床实践的改善，明确叙事内容对缓和医疗照护的价值等。同时，该概念框架强调，可供遵循的个案有望成为医学规模化教育的基础，本土性的实践经验理应成为构建中国主体叙事医学框架的重要组成。

　　叙事缓和医疗的探索与实践正在持续完善、拓展、深化。协和教研团队围绕叙事医学与缓和医疗两个领域结合的背景、必要性与契合性，尝试建立并完善其理论逻辑与实践路径。这个相融交汇的过程和努力，旨在呼唤更有温度的医学实践。

第九章　叙事病历的临床运用路径

案例1

会诊病历（片段）

［第一次会诊记录］

患者："我活不了多长时间了。"

医生："为什么这么说呢？"

患者："我觉得我越来越不好。"

患者爱人："别那么说，医生在给你积极治疗呢。要有信心。"

患者："我开玩笑呢。"

……

患者妻子和女儿表示：若告知患者（即将离世的事实），可能会打击患者，希望保留患者的希望。

［第二次会诊记录］

女儿陪伴在床边。儿子和老伴准备近期来探望。

和女儿沟通，女儿表示家人都已知晓病情，也知道随时会再次出血并危及生命。希望老人能少痛苦、有尊严。如果情况稳定，考虑带父亲回家照顾。

患者表示：自己没有别的遗憾，唯一遗憾的是让家人在决策时感到痛苦。

建议患者可经口品尝自己喜欢的食物。

根据情况减少夜间生命体征监测的次数。

以上两次会诊病历的书写者为北京协和医院缓和医学中心主任宁晓红医生。浏览更多病历，发现有这样类似的表述："爱人在床边陪伴，有一个女儿，前一阵子刚完成婚礼。""有一个13岁女儿，夫妻关系很好，曾经谈到过安葬地和房产问题。""怕死，恐惧。""近2个月患者在家中持续需要输氧，不外出，在家中主要是听小说，作息时间和家人不一致。""鼓励患者主动跟女儿沟通。""建议对身后事做准备，对有创急救等进行讨论和准备，为急性致命事件的发生做准备。""患者的妻子陪伴，家有一女儿25岁，患者平时情绪暴躁，愿意住院，说回家更没人管了。""家在温州，有一儿一女，儿子在照看家里的小生意，女儿准备本月22日结婚。两个孩子对母亲的病情知晓。"还有对话原文："'听说你今早跟小外孙女视频了？''是的。''小外孙女多大了？''1岁半。'"在生物医学信息之后，常是上述这般占据了较大篇幅的生活语言；里面既有患者的声音，又有家属的原话，或是医患（家属）的对话原文。这些文字使阅读病历的感受变得完全不同，有时就是寥寥几行字，就已经将患者的生活框架、意愿、需求等还原、勾勒出来。

为什么要在病历中以生活语言记下这些内容？这是从最初的人类学家的"文化震撼"，转向学术思考的第一个问题。

在解答该问题之前，笔者先表达关于病历书写实践的三个观点：第一，病历是变迁的。今天病历书写的规范、要求、形式，与几十年前或是百余年前不同，也会跟未来的病历不同。第二，病历是建构的。书写的背后是思维方式，是书写者（管理者）看待医学实践的深层逻辑。医学实践基于生物医学科学，病历书写则主要指向疾病本身；医学实践若是强调整体性设计，如身体、心理、精神、社会支持等层面，病历书写则倾向于容纳更丰富的信息。第三，病历书写实践从制度层面到实践层面均具有改善的空间。例如，增加叙事性内容成为温暖的叙事病历，而不再是躯体化参数集合的、冰冷的病历。

一、叙事病历概念界定与结构特征

（一）叙事病历"被发现"的过程

协和叙事医学自创设以来，作为一门新课，为了更好地梳理、总结授课经验，每年课程结束后会组织公开的教学研讨会暨叙事医学论坛。在2021年12月（第五期）论坛上，宁晓红医生以"缓和医疗里的病历书写"为主题所做的报告，引发反响，为叙事医学临床实践路径带来重要启发。结合会议反馈与深入的学理探究，协和叙事医学教研团队开始尝试回答这一来自临床实践需求的具体问题，展开了叙事医学研究与实践新一轮的探索发现之旅。

2022年初开始，团队的核心成员宁晓红医生、王剑利老师与笔者三人，就"协和缓和医疗10年进程"（2012年北京地区十余位医护人员赴中国台湾地区探访学习，回来后在所在机构、地区乃至全国范围内开启了系统的安宁缓和医疗发展之路。笔者认为这是一个重要的里程碑式事件）为主题进行了个体医生学术回顾的笔谈。从最初关注到的缓和医疗叙事病历的书写实践开始，到界定叙事病历，探索叙事医学与缓和医疗两者的理论契合性，以及为学界提供叙事病历的案例分析等。

叙事病历指融入叙事性内容的病历。其中叙事性内容指日常生活语言形式；区别于医学科学语言，不同于躯体化参数等重在以客观、量化为标准的表征形式。通过浏览宁晓红医生部分会诊病历的原文，尤其是其中的叙事性对话内容，一方面，可感受到强烈的情感冲击，因为我们看到了极其温暖的医学实践；另一方面，我们认为这是融合了生物医学信息与医患双方的生活语言为一体的叙事病历，并成为进一步拓展病历书写的多重可能性和人文容纳力理解的基础。

目前国内基于叙事医学理念的病历相关研究除平行病历、本书所主张的叙事病历外，还包括中医视域下的平行病历书写规范，主张现行病历应为医学的人文属性留下空间的双轨病历研究，以及基于与现行病历结合或者与平行病历合一的理念，形成医患双方共同参与记录的病历集合的"重构叙事病历"等。

（二）记录叙事性内容的原因

在缓和医疗临床实践领域，为什么要在病历里记录这些叙事性内容？这个问题成为我们三人笔谈中首要的问题。

宁晓红医生这样解答：一是临终患者需要缓和医疗的帮助，而这些内容往往难以使用医学科学语言表达，如死亡准备、患者和家属的意愿、提供给患者和家属具体的支持和帮助。了解的信息包括需要知道患者有哪些家属，需要识别出主要的照护者，以及影响医疗决策的家属是谁等，并通过故事的逻辑呈现出来。缓和医疗在临床中提供给患者和家属的服务，需要的是描述性信息。二是在临床上遇到的患者身心疾病的情况特别多，仍然是需要描述性的记录，将听到的和反馈的内容记录下来进行总结。根据宁晓红医生的经验，对待这样的患者，医生花费了很多心思，更是希望记录下来这些内容以直接服务于临床。

人类学研究有个方法为"变熟为生"，将局内人觉得司空见惯的事件或行为视为研究对象展开学术研究，如叙事病历。当人类学家发问时，最初得到的反馈是："我已经这样记录很久了，如果不是你们提问，我没有想过这样做的原因。"我们致力于以人类学视角去分析叙事病历书写的逻辑，进而形成理论回应并解释其意义。

（三）叙事病历的结构特征

王剑利老师分析，宁晓红医生的叙事病历呈现出非常清晰的结构特征：从躯体到心理、社会、精神等不同层面，这也是我们理解的一般的、科学规范的病历结构特征。另外，每个部分都按处理和应对痛苦及效果的逻辑去书写，从而构成整体性。其分析得到宁晓红医生的确认，她回应说："我现在一般都是先写躯体症状，如患者会说疼、睡不着觉；后面接着写怎么看待这个病，这也就是到了心理、社会、精神的层面。"同时，我们在宁晓红医生医疗团队的其他医务人员的病历书写中看到了更多例证。本章选取如下会诊病历与门诊病历，书写者包括医生、护士长，来呈现叙事性内容在病历整体框架中的位置、关注点与具体表述。

案例 2

融入叙事性内容的会诊病历结构示例

7月28日　21：00 安宁缓和医疗应邀随诊。

（病史敬悉，不赘述。）

7月25日首诊后加用可待因、奥曲肽，目前胃引流液较前明显减少，分泌物也有减少，夜间间断需要吸痰。全身不适时临时皮下使用吗啡有效，可以安静入睡4小时左右，间断皮下使用吗啡。

患者儿子参与照护过程中记录下来与父亲的部分谈话内容：

"治疗这么痛苦，就别治了。"

"像亲家母一样，在**医院找一个单间病房，找个护工……"

"男怕穿靴，女怕带帽，情况不好啊。"

……

家人计划7月29日出院回老家，希望其他重要家庭成员（如患者老伴）能得到参与照护的机会。

处理：

1. 肯定家属回家的计划，和家人讨论居家照护细节，包括症状处理、痰液引流、营养、如何支持患者等方面。

2. 全身不适方面，用药（略）。

3. 关于病情告知及患者身后事安排，和家人预约7月30日线上家庭会议。

4. 提供出院后缓和医疗线上诊疗资源，以便随诊。

首先，作为一份完整的会诊病历，本病历可分为3个组成部分：患者一般情况与治疗概况，患者儿子记录的谈话内容，对应的医疗处理与帮助。虽融入叙事性内容，但该病历的结构是清晰可辨的。其次，病历中的叙事性内容突出体现为患者儿子所记录的与父亲的谈话内容，聚焦在死亡准备。医务人员通过这些原话叙事，能够清晰知晓患者最后阶段的意愿，以及对生命的预期等信息，从而提供相应的帮助。

案例3

融入叙事性内容的门诊病历结构示例

主诉：诊断食管癌1月余，一程化疗后。

现病史：6月19日因声音嘶哑就诊，确诊食管癌。6月19日行第一程白蛋白结合型紫杉醇+奈达铂化疗。

家庭社会背景：家在河南，3个女儿，1个儿子。

患者姥爷和舅舅均患食管癌。

就诊目的：家人未曾告知患者病情，不知道如何面对，希望有信心面对或者能接受。

疾病认知：患者"虽然我不识字"，但知道去肿瘤医院就诊，知道"食管上长了东西""肯定不是好东西""头发掉了，肯定是给我化疗了""他们不告诉我""就算是也没关系，不担心，该怎么治就怎么治""知道了才能好好治"。

目前没有不适症状。

处理：

1. 协助沟通透露坏消息，探索患者对疾病认知，引导患者和女儿互相表达，澄清担心，讨论下一步治疗计划。

2. 承诺后续提供帮助。随诊。

同上一则病历类似。首先，本病历呈现了清晰的结构化特征。按照主诉、现病史、家庭社会背景、就诊目的、疾病认知与处理等顺序展开，在结构层次上与常规的病历书写并无二致。其次，叙事性内容突出体现在患者的疾病认知方面。通过书写患者的原话来记录忠实于患者本意的原始表达。这样做的好处包括对患者想法的尊重，尽可能减少病历书写的科学语言转换所带来的曲解，甚至误解；对于医务人员而言，通过这些原话表述，能够迅速捕捉到当下患者的认知状态，形成准确判断，从而进行决策提供诊疗。

案例4

护士长书写的会（门）诊叙事病历

一位宫颈癌放疗后复发患者，直肠阴道瘘、膀胱阴道瘘可能，尿便均从阴道排出……请求院内共照（指安宁缓和医疗团队与原团队共同为患者提供照护的模式）会诊，病历中写道：床旁看患者，患者神清，侧卧位，强迫体位……对访客高度警惕"你是干嘛的？""我不需要""我自己（涂油）能弄好"……

一位患者化疗后来到缓和医疗医护联合门诊就诊。护士长在其门诊病历中记录：患者"化疗后浑身不好受"，本人知道全部病情，和所有的亲属说"我快不行了，你们不用来看我了"，财产问题也都交代好了。最近表达不多，曾说"希望早点结束"。离世地点"最好是在医院"。

在北京协和医院开设的缓和医疗医护联合门诊中，患者先后由护士长、医生团队共同接诊；根据近期质性研究发现，这一创新的流程是通过叙事能力建立起连接，在医生与护士长之间通过调动叙事能力，实现医疗信息的流转和传递。这种融合了叙事性内容的记录，实现了对整体的人的关注，即全人照护目标。护士长承担缓和医疗会诊工作后书写病历，供团队共享患者信息，其中的叙事性内容在诊疗流程中承担着信息流转的重要作用：当团队其他成员阅读到这些文字，能够清楚地知晓患者的状况，从而为后续诊疗提供依据。

二、叙事病历临床运用路径与作用

（一）叙事病历体现了患者的独特性

记得在课堂上，有学生这样讲："如果到医院看病，医生只是在那里剪切复制，那我心里会很不舒服。"从病案管理角度讲，高质量的医疗文书需要体现出患者的独特性。医学实践走到今天，独特性与个性化既是应时代之需，又是医学自身发展不断调节完善的过程，这是叙事医学赢得关注的原因之一。叙事医学作为有效弥补生物医学实践的一种人文医学模式，积极回应着医学实践发展中越来越受到重视的独特性。患者在面对趋于物化的治疗时，某种程度上在重建自己的主体性。每一例疾病都有独特性，每一位患者、每一位医生都有独特性。

本章从叙事病历视角给出基本判断：叙事内容往往是患者熟悉的日常生活世界，是其身份的重要属性。如上文"虽然我不识字"，知道"食管上长了东西""像亲家母一样，在**中心医院找一个单间病房，找个护工……"等，是属于这位患者的属性而不是其他人的，这些日常生活中的具体细节在病历中的勾画让每位患者及其家庭变得独特、真实，成为现实世界的存在；叙事性内容进入病历也是真正做到"以患者为中心"的医疗实践，因为患者的声音在病历里，患者的意愿、需求等都在病历里。如若这般，我们的医学实践才能更加温暖。

病历理应成为叙事医学实践的重要载体。因为叙事内容体现在以病历为代表的医疗文书中，才能够进入临床实践体系，真正落地为制度化的实践。

（二）叙事病历改善了医生的临床实践

案例5

缓和医疗会诊带来的改变

患者，女，70岁。4年前因"盆腔包块"行肿瘤细胞减灭术，病理提示高级别浆液性癌，分期为ⅣA期。术后予紫杉醇等药物（具体用法、用量略）。因感染性休克、下消化道出血入重症监护病房接受进一步对症支持治疗，恢复良好出院。

停化疗9个月，肿瘤复发，行20程化疗，不良反应包括骨髓抑制、胃肠道反应。

……

本次因"阴道出血增多2小时"入院，出血量约300ml。

既往史：慢性心力衰竭，心功能不全，高血压病（3级，极高危），2型糖尿病，高脂血症，陈旧性结核性心包炎，心房颤动，下消化道出血史，右下肢血栓史，扁桃体切除术史，剖宫产史，椎管减压内固定术史，双侧人工全膝关节表面置换术史。

这位患者的性格有点暴躁，医务人员时不时会听到她发脾气的声音。管床医生有些为难，因为每谈一次话，她都要发一次脾气。简而言之，这是位不好处理的重病患者。

后来，由于轮岗，医院为其更换了管床医生。新的管床医生接手后，发现她的病情很复杂，涉及感染内科、心内科、消化内科、心理医学科、临床营养科、血管外科等，以至于管这位患者的临床工作变成了会诊模式。加上每天还有其他大量工作，刚接管的前两天，新的管床医生忙到根本没有时间去向这位患者介绍自己。

在不经意的一次对话后，新的管床医生正式认识了这位患者，事后回忆道，"那一刻，我发现我一点都不了解她，我连她对自己知晓的程度都不知道，我后悔没有早一点来和她好好聊一下。"事情的转机在缓和医疗会诊之后。宁晓红医生在患者的床旁待了1个多小时，最终呈现在会诊记录上的内容让这位管床医生颇为震撼。

以上内容源自一次病历主题的研讨会。那么，缓和医疗会诊有哪些发现呢？又是什么让新管床医生感到震撼呢？以下为第一次会诊记录的叙事性内容部分。

患者：肝肾功能不行了，心脏不好了，腰椎、骨关节也不好了，还曾经怀疑过肺栓塞，我没有好的地方了……

开始患者态度冷淡，闭着眼睛说话，后来逐渐可以对视着交谈。

患者表示自己是一个开朗、暴躁、没心没肺的人。"我想安乐死，我不想吃药了，我太委屈了……"说到这里有流泪。

"我小时候受苦，长大了受累，老了受罪，死了没人哭。"

儿子特别优秀，是单位老总，总是坚守岗位，年年拿奖，人缘儿好，憨厚、孝顺。住院后常买东西让保姆给拿上来。

谈到老伴儿，表示"我不让他来……我变成这个样子都是因为他……我有抑郁症，曾经3次提出离婚，但他不同意。我想跳楼，又不行。后来我行动不便，没有体检，结果就得了这个病，这就是命运安排……"

……

感谢患者分享这么多细节。

患者开心分享，其间也有谈笑风生之时。

临别时患者坐起合影留念。

通过后续的随诊，缓和医疗的工作（床旁看患者与详细的会诊记录）让新主管医生对这位患者有了全新的不同的认识：从不好处理的困难病例，到一个有血有肉的整体的人。在研讨会上，新主管医生补充了缓和医疗会诊的信息：这些体现在患者的生活细节与病痛体验中，如她能感知到腹部包块的增大，她手脚会有小石子一样的感觉，她除了吃营养粉，还吃香蕉、酸奶，她知道自己的病情在进展，腹泻让她非常困扰，她觉得自己是一个死了都没有人会为她流泪的人。通过会诊，患者分享了许多关于她儿子的、丈夫的、同事的细节。新主管医生在研讨会上最后反思："这些内容狠狠地提醒我，她是一个有值得骄傲职业的人，是一个会为自己的儿子感到骄傲的母亲，是一个为自己生病而感到焦虑的患者，她是一个活生生的人。"

（三）叙事病历对安宁缓和医疗的独特价值

叙事医学强调，识别痛苦可能是人文学科在医学实践中的学科目的，医学是回应苦难的学问。识别出患者本人和家属的需要、痛苦并给予回应，是缓和医疗的实质内容，亦与叙事医学理念深度契合。在识别的基础上，照护者就有了具体的提供支持的切入点，这与回应苦难一起构成了"归属"。叙事医学首要的是回应他人的痛苦，这也是被认为是让医学实践变得有温度的缘由。我们在缓和医疗团队的实践里发现了这种温度，且其叙事病历的书写与现行病历的科学规范是相一致的，并无相悖之处。具体展开说，从识别痛苦开始，行动体现在如何去帮助及效果上。其中涵盖了患者、家属等不同身份的痛苦，且痛苦是分为躯体、心理、社会等不同层面的；这种记录不仅仅是情感的触动，背后更是专业的判断与行动。作为整体性的医疗实践，缓和医疗关注到人的不同层面，与之相对应，会诊（门诊）病历等医疗文书的书写包含了叙事性内容。换句话说，以疾病为中心的生物医学实践模式，则没有考虑如何安放叙事性内容，尽管现行病历规范中并未排斥叙事性内容。

病历中叙事内容的书写对于安宁缓和医疗领域的临床实践，具有不可替代的独特价值。

第一，叙事性内容对医生的工作形成直接帮助，从而富有临床价值。叙事病历文本进入诊疗流程，成为医生、患者和同行之间交流的信息和媒介，并指导后续的医疗行为。以上述叙事病历为例，这些叙事内容有助于了解患者、家属对疾病的认知，对死亡的准备，心理状态，并直接对应照护工作和提供帮助。从人类学视角看，是患者视角解释模式的价值，其指明了能够帮助到患者和家属的目标，是应临床需求而生的写作。

第二，叙事性内容书写充分尊重了患者的主体性，并体现出互惠的意识与价值。随诊时，医生可以复习病历中医患互动过程的对话，在连续性的基础上能够获得患者的认同，因为这些内容往往是患者熟悉的日常生活世界，是其身份的重要属性。同时，患者将疾痛的体验与苦难生活联系起来，成为患者对生物医学话语、日常生活知识与疾痛叙事的逻辑之间的互动路径，成为叙事病历书写的必要性解释。

三、叙事病历实践的方法论意义

一般意义上，写作是人类经验（包括医学实践）再现的重要形式。人们要克服记忆的缺陷，人们亦有叙事的本质需要。"随着写作的到来，叙事的性质发生了巨大的改变。写作使细节得以保存"。作为语言的表征，在医疗体系中的语言能力、修辞能力和隐喻能力深刻地影响卫生健康领域的照护。叙事医学认为，最近医学对文学和叙事兴趣的爆增被认为是医学走向简化论和远离叙事结束的证据。同时，写作是获取医学专业权威、进入合法化实践空间的重要形式。

关于医学实践领域的书写，病历的表征形式值得剖析与反思。从缓和医疗领域拓宽到广义的医学实践，拟从如下角度解答融入叙事性内容病历书写的重要价值。

第一，病历书写实现了对患者的"关注"，回应了整体性的疾痛体验。作为与他人的深度联接，"关注"被伊曼努尔·列维纳斯的哲学理论基础赋予了说服力，真实的一个人加入另一个人——对于那个患者来说去见证疾痛的苦难和死亡——作为伦理的基础。通过病历中文字可知，患者身体、心理、精神层面饱受苦痛的状态获得了表达、回应与再现。关键在于，这个过程是以涵盖了生活框架整体性地呈现出来，因为苦难是整体性的。在这个意义上，验证了叙事医学对人类苦难有所回应的初衷。

第二，病历书写重塑医患关系，建立起主体间性。除医务人员给予的关注与再现外，经由这些叙事，不仅在患者与会诊医生之间建立了关系，也在患者与主管医生之间重新建立了关系。这是调动和运用叙事能力的临床实践，实现了叙事医学三要素中的"归属"（affiliation，意为建立联系），突出体现了临床价值。这样的叙事书写，成为临床实践中重要的"再现"。经过一个半小时的时间长度，经过病房中的床边问诊和交流，以具体的时间（一个半小时）和空间（病房），基于会诊机制（医疗体系中的流程），建立起了医患之间的主体间性。会诊改变了患者的状态，调整了医患沟通的方式，增进了彼此间的理解与和谐。

第三，综合了口头医患对话与病历书写，叙事能力成为应对人类苦难的有效途径。研究表明，医学专业人员面对终末期患者时感到无力。从叙事学、文学和人类学的视角，以及叙事病历的具体表征和民族志的路径，在医疗情境下进行关注、回应并归属的是人类的苦难，甚至是终极困境，它们有时是只能意会不能言传的，或是潜隐于内心深处的复杂需求，借助叙事书写将其外化和显性化。叙事医学实践体现了交叉融合的专业性与创造性的智慧，超乎生物医学以量化为主体的数据和证据，凸显出人的主体性意义和价值。

　　叙事病历的书写实践让人类学家如获至宝，方法论意义重大。首先，"内生性"叙事医学实践构成本土化路径的重要启示。在没有当代西方理论意识的前提下，该领域自觉践行的叙事医学，将叙事性内容融入现行病历，而迥异于外在"增加"一份新的病历——平行病历的实践，且多年来已经在医疗体系流程中运行良好。其次，将有助于推动医学界将病历作为叙事医学教育临床转化的重要起点。凝炼既有经验，通过提供个案和可供遵循的路径，助力形成相对完善的教育体系，积极构建具有中国主体性叙事医学框架。

参考文献

［1］李飞，王剑利，李乃适．等．叙事病历可行性探讨：从概念到临床实践［J］．中国医学伦理学，2024，37（11）：1263-1269.

［2］李飞，王剑利，宁晓红．叙事医学与缓和医疗的契合性："缓和医疗10年"笔谈成果之二［J］．中国医学伦理学，2022，35（11）：1178-1182.

［3］李飞，王剑利，宁晓红．叙事缓和医疗会诊案例与分析："缓和医疗10年"笔谈成果之三［J］．中国医学伦理学，2022，35（11）：1183-1187.

［4］王昊，杨秋莉，王子旭，等．关于中医平行病历书写规范的建议［J］．现代中医临床，2019，26（3）：6-10.

［5］何小菁，季国忠．双轨病历构建［J］．医学与哲学，2022，43（6）：40-45.

［6］任腾飞，刘姝辰，栗伟，等．重构叙事病历在银屑病患者健康管理中的应用［J］．医学与哲学，2024，45（1）：51-55.

［7］李飞，王剑利，宁晓红．叙事医学与缓和医疗的相融交汇："缓和医疗10年"笔谈成果之一［J］．中国医学伦理学，2022，35（11）：1171-1177.

［8］CHARON R．To See the Suffering［J］．Acad Med，2017，92（12）：1668-1670.

［9］卡伦．叙事医学：尊重疾病的故事［M］．郭莉萍，主译．北京：北京大学出版社，2015.

［10］宁晓红，董祈，曲璇，等．高年资内科医师对安宁缓和医疗的认知及需求［J］．中国临床保健杂志，2020，23（3）：321-324.

［11］王剑利．沟通中的隐性知识发现与转化［J］．叙事医学，2018，1（3）：232-235，264.

［12］马丁．当代叙事学［M］．伍晓明，译．北京：中国人民大学出版社，2018.

［13］RITA CHARON．Spoken Body［J］．Poetics Today，2020，41（2）：261-279.

［14］CHARON R．Literature and medicine：origins and destinies［J］．Acad Med，2000，75（1）：23-27.

第十章　叙事缓和医疗的探索与实践

案例1

门诊里的告别仪式

一位男性患者，60岁出头的年纪。在妻子、儿子（G先生）和妹妹的陪同下前来就诊。坐在轮椅上的他，面色苍白，显得非常虚弱，疲惫无力。

G先生面向医生说道："这次来受罪了。刚在上面做完B超。现在大腿疼，尤其是右腿疼得厉害。"

……

患者仍闭着眼，却用力地摇着头说："（针）打不了，（行动不便）来不了（医院）。"似乎是讲话的力气都不够，患者开始用手比划，声音变得非常微弱："（用镇痛药间隔时）开始疼。我现在不敢动弹，老躺着。"

这位患者的故事发生在2016年。在这次之后都是他的儿子G先生代诊。G先生最后一次来到N医生诊室，向当时在场的医生与跟诊学习的人类学家讲述了父亲生命最后一程的故事，即第八章中提到的《谁能理解他的痛》这部教学微电影的内容。

在他临终前的两三天，身体状态已经非常不好。他无法吞咽，大段的时间都是在睡觉。头一天夜里，我就有一种特别不好的感觉，我觉得我爸可能时间不长了。但是，现在他一定还能听见。我让母亲进病房去跟父亲说说话，我看看表，对母亲说40分钟内我不进去。后来我从外边那个小窗口看见我妈拉着我爸的手在和他说着什么，我不想去打扰她。这个过程中可能有三波护士要进病房换药，都被我拦下来。就这样让我母亲跟父亲做了一个告别。

那天晚上我父亲一直在打呼，就像正常人在睡觉打呼，很有底气，声音也很响。第二天早上大概七点钟，我一看我爸还在那打呼就觉得不太对劲，为什么呢，因为我父亲一直都有早起这样一个习惯，即使生病期间也是如此。但是这一天他没有起来……

医生来检查，说瞳孔已经发散了，当时已经进入深度昏迷的状态。其实听到深度昏迷时我并没有特别的恐慌。曾经我和N医生聊过，这可能是最好的、没有痛苦的离开状态。

当时诊室里特别安静。N医生、进修医生、2位人类学家，都在凝神聚气地听。G先生语速适中，他带着父亲的嘱托来当面致谢曾经给予帮助的N医生。那一刻，是一场感动、见证、分享的仪式。G先生多次表达，能在父亲生命最后一程得到N医生及其团队的帮助，父亲没有受太多的痛苦，令自己的内心很宽慰。在父亲刚得病时，G先生曾承诺他一定帮他把疼痛控制住，那时虽这么说但心里没底，后来看了N医生，"需要我做的只管找我就好了，不用有太多顾虑"，才真的感觉到能实现承诺。

一、叙事医学与缓和医疗的相融交汇

最近十余年来，缓和医疗在中国大陆取得了快速而显著的发展。叙事医学与缓和医疗实践的紧密融合，是北京协和医学院叙事医学课程的发展方向。

（一）两个领域结合的背景与必要性

1. 叙事医学是回应苦难的一门学问。作为有温度的医学实践，叙事医学成为广义上生物医学实践领域的有力补充。从叙事的本质和特征出发，其回应的是"归属性疑难"问题。叙事学家利科提出的"叙事身份认同"开启了解决该问题的叙事维度。当身患重症甚至威胁生命的情形下，若进入医疗实践的场域，患者往往会发生主体性的改变、中断，甚至消亡。例如，在临床实践中医务人员常遇到宣判重症时"为什么是我？"这个问题，即来自患者视角的主体归属的拷问。作为回应苦难的一门学问，在身患重疾或慢性病的长期照护中，以及缓和医疗、肿瘤学、全科医学与护理等领域，叙事医学的实践将更具有适应性与照护优势。

2. 叙事与死亡的关联。直面死亡所带来的冲击和影响，往往成为从医之初的标志性事件。"死亡是医学生的必修课"这一内涵，在笔者从事医学教育与研究的历程中，几乎是与叙事概念一路同行且同时开始参悟的。与其他专业相比，可以说生命教育构成了医学教育的独特性兼挑战。生死学大师库伯勒－罗斯（Kublet-Ross）认为，死亡是医生和患者之间的共同点，也很可能是医学中最大的不解之谜，不可触犯的禁忌。她以倾听濒死患者心声的课程来开启医学生的生命教育，在与死亡进行连接的过程中，诠释生命教育的重要性。

人类学家认为，"死亡并不仅是结束了一个可见的人的肉体生命，也破坏了植根于生物人之上的社会人，而社会人恰恰又被集体意识赋予了伟大的尊严和重要性"。"死亡"成为连接缓和医疗与叙事医学两个学科领域的核心概念。

案例1（续）

回到患者最后一次来就诊的场景，就是医生帮他确认血栓的那次。离开诊室前的一刻，疲惫之极的患者突然站了起来，面向N医生，向她敬了个礼，同时说了句"谢谢"。N医生立即起身将患者扶回到轮椅上坐好，送他们离开诊室。

之后N医生回顾这次门诊经历，我做了什么让当时疲惫之极的患者站立起身行礼致谢？也没有什么特别的吧。可能就是我比较用心，除了关心他的身体，用药、检查这些常规以外，还关注到了他的心理、疼痛、生活状态吧，可能是我的这种"用心"被他感受到了。

既有的研究表明，叙事在缓和医疗照护中的用途是独特的，甚至是无可替代的：一方面是让临床医生与死亡相关联，"从死亡中学习"；另一方面是在医学教育层面，用患者最后一程的故事来训练医学生和住院医师，或是通过阅读这样的叙事从而达到弥合照护共同体间的差异。

3. 安宁缓和医疗理念创建的渊源。现代安宁缓和医疗的创建者桑德斯（Saunders）女士记录并使用了一千多位患者的叙事，从而发展出临终照护的核心概念，成为叙事医学与缓和医疗两个领域共通的历史渊源，并构成深度融合的学科基础。我们在与缓和医疗领域的医务工作者互动交流中，直观地感受及获取的共识是：尽管理论意识、理论知识和具体运用方法上存在差异，但叙事是这个领域重要的工具。

（二）叙事医学与缓和医疗的契合性

1. 叙事医学在实现缓和医疗目标中的独特价值。根据世界卫生组织对缓和医疗的界定，对于终末期患者，缓和医疗的目标在于助人善终。死亡作为独特而具体的存在，饱含人类的情感与心理要素、社会与文化的规范，成为无法以科学公式再现的领域。与此同时，当代生物医学实践对死亡的逃避、否认，"死亡成了可怕的冒犯，医学生在去人格化的训练中获得体验，成为死亡的入侵者"。鉴于当代医学实践所主张的分离的态度和价值，叙事医学让我们重新审视这个关联的重要性。在生命最后一程中，叙事回应的是主体性归属的困境。以叙事方法践行的缓和医疗，让人类的故事有了连续的可能；最后一程获得了意义。

2. 叙事能力是缓和医疗实践的工具和路径。叙事医学提出以叙事能力去帮助实现善终的目标，强调了重要的叙事干预方法是反思或沟通；叙事医学的多学科属性提供了途径，让人们更好地理解临终体验，提供工具去帮助濒死之人和他们的照护者。在本土化实践中，我们发现中国临床医生结合各自的学科领域、个人特质，创造了因地制宜、丰富的实践形式。例如，北京协和医院宁晓红医生在缓和医疗会诊中使用医患"对话"原文形式记录叙事病历，江苏大学附属医院侯莉医生践行医患共同叙事等。以不同工具或形式产生的干预效果，有待系统评估，但为缓和医疗领域有需要的患者或家属提供帮助是明确的共同目标。随着未来叙事医学理论的意识和实践逐步普及，我们有理由期待叙事医学展现出更加突出的价值。

3. 两个学科领域价值层面的契合性。①强调整体性与弥合。叙事医学强调尊重、平等、合作、共享等理念，并成为医学人文教育与临床诊疗实践连接的桥梁；增进了医患双方的互相认同与理解，使教育者与受教育者成为价值同向的合作共同体。缓和医疗致力于减轻与健康相关的身体、心理、社会与精神层面的严重痛苦，实施整体性关注。两个学科领域都强调关系的建立与连接。②回应并再现痛苦。在临床照护中，以见证、同情、书面文本或沟通等再现患者的痛苦，这些都是必要的医疗技能，也是缓和医疗的核心。③致力于反思。叙事能力的实质在于，以突出的伦理实践、文化谦逊、沟通技能、尊重患者、接纳不确定性来回应生物医学科学的傲慢与偏见，并将上述条目列为叙事能力，在持续的自我反思中，重新调整权力差异，发展并倡导医学实践中的伙伴关系。④增进沟通与福祉。将叙事干预用于临终照护，来增进各方的沟通和福祉，即呈现出叙事医学在缓和医疗实践领域的临床价值。

案例2

咱　　俩

我和主治医生一起进到病房。我绕到对面看她（患者）睁开眼睛。

我说："对不起，我把你吵醒了。"

……

我说："慢慢喝，不着急啊。咱俩说说你怎么不舒服？"

"你真好，谢谢你。"

我说："别谢了，咱俩啥都没干，你谢我干嘛？"

（会诊案例口述片段）

　　这段医患对话成为两个学科领域契合性解释的例证。其中包括，医生以"对不起"开场，表明谦逊的姿态。患者以"你真好""谢谢你"这样的语言积极回馈医生，成为医患之间建立良好关系的开端。另外，连续2次出现"咱俩"，展现出亲切之意、平等的态度，实质为医患共同体的具体实践。

二、叙事医学唤醒情感教育，回应缓和医疗价值

（一）叙事医学实现了情感教育目标

　　在一次调研中，在谈及病历书写规范时，一位医生回答道：科学、客观、简洁；当听到后面的追问"病历等医疗文书里能否加进叙事性内容？"时，这位医生立即予以否认。一定程度上说，他的观点有代表性。因为沿袭着生物医学实践模式的医学教育，基于科学的思想和方法并从制度上予以保证；叙事是与科学不同的进路。在后续访谈中，这位医生分享了一例医患故事，即本书第四章讲到的："多年以前，我的一位患者，是位十几岁的高中生。当时她在重症监护病房里，已经处在弥留之际了。她要求出院，坐救护车，从当地到我们医院来，只为专门给我一张卡片，然后她再坐救护车回去。"这是年轻女孩临终前的最后一个心愿。此事令这位医生铭记在心，成为心底深处最柔软的地方。向我们讲述这件事的时候，他的眼里已是泪光闪烁。

　　这场访谈让在场的研究者深刻感受到：尽管科学性、客观性等是医学科学的核心，但决非医学的全部。医学教育作为文化的脚本，再次强化了医学科学的标签属性，将医学视为征服者，而忽视了不确实性、情感等叙事所能代表的其他属性。以这位医生的经历为例，他是医学科学的坚定捍卫者，这本也无可厚非，只是，医疗实践中丰富的、深刻的情感回应需求，成为他从医的深层次矛盾。在这两者之间，迫切需要搭建起一座桥梁，将差异、冲突和矛盾进行融通。笔者认为，这是叙事医学要做的事情。

　　在一次给临床医生的讲座中，当提及叙事知识的概念，其中的"情

感"二字让现场医务人员有些意外。长期以来，情感是医学字典里的稀缺词汇。生物医学实践模式下，医生是客观、冷静、科学的代表。在长期系统的训练过程中，医生自我的身份认同与社会期待共同构建起了医生应该有的样子，培养医生的重心在医学专业知识、各种技能操作等上。医学训练往往需要掌握上百项临床基本技能操作，如动静脉穿刺、气管插管，熟悉用药及副作用，熟悉生理、病理，无数次的模拟，倾尽时间与年华。然而，在直面死亡、回应情感与心理等需求时，我们的医生却常感到无力。这是凯博文认为的医学教育的悖论之一，即随着医学专业训练的加强，医学人文素养与照护精神反而衰减。

当坚持对公众期望的医生责任的同时，患者也渴望从医生那里获得这种专属的善举：面对病痛时的温柔，面对危险时的勇气，以及面对死亡时的安慰。医学的价值——回应苦难与助人幸福——须返回重心。

在医学院从教以来，笔者越发感受到"医学是写作的富矿"，饱含情感价值的内容填充起了医学的框架。例如，医学从死亡开始。死亡是医学直面的领域。借助叙事医学教学，有许多优秀感人之作应运而生。其中包括医学生的"第一次"：第一次抢救患者，第一次独立管理患者，第一次遭遇患者离世。这些"第一次"故事中的主角，用他们的生命之歌，赋予了医学生忠实医学的使命；用他们的生命尾声，教导医者对生命的尊重与敬畏。这些异常珍贵的"第一次"，让我们对医学的追寻之路散发光明，指引着初学者踯躅前行。有位医学生这样讲："医学挽救人的生命，但学习却是从死亡开始的。我们通过解剖尸体来认识人体，再把学到的知识运用到活人身上。但在整个学习生涯中，却没有人告诉我们有关死亡的任何知识。当满脸稚气的实习生在临床上面对患者死亡时，才第一次接受了死亡教育的洗礼，明白自己的职业要面对的是什么。很多人因此确立了自己的职业方向，也有很多人因为无法释怀而选择放弃。"

在叙事医学视域下，情感与关联性、共情一起构成新的"三焦点"之一，其中，负性情感应对成为重要内容。可见，情感的回应是叙事的重要组成部分，并助力实现医学教育中的情感教育目标。

（二）生命最后一程的教育意义

在描述医生自身与反思实践的关系时，"利他主义、热情、尊敬、忠诚、人性、勇气和信任，经由疾病照护而深入骨髓。医生们吸收了病痛、不公和苦难下隐藏的故事，并被每天的临床实践中所注视到的非凡的勇气、智谋、忠诚和爱所鼓舞"。叙事医学与缓和医疗领域的学者"从死亡中学习"的研究发现，经由濒死患者与医学生的叙事，医患双方都情不自禁地进入一种新的尊重的和有价值的生态中。患者故事的"最后一程"，是由医生帮助患者或者是医生与患者共同构建的。医生不能够阻止死亡，但可以协助患者在生命尾声获取意义。叙事医学与人文、社会科学、叙事研究、口述史、家庭和基本照护医学、以关系为中心的照护，还有以患者为中心的照护等学科或领域相交织，并从中得出自己的观点。运用于患者照护并被提供给患者，这些工具天生就是缓和医疗。从实践角度出发，近年来笔者以缓和医疗实践为主题，赴国内多地的调研发现，尽管存在区域性特征，拥有相异的理论基础和认知，从事缓和医疗的医务工作者几乎都视叙事为必备的技能，对叙事的临床价值持有共识。通俗地讲，从事缓和医疗事业的医务人员认同叙事及其价值，不同程度地将其运用于临床实践，并寻求和发展着适合的基于叙事医学的教育方法。

案例3

最好的告别

进入诊室的是一位40多岁的女性，她的身份是患者的女儿。显然她已经多次和N医生打过交道，此次门诊是为了对用药进行一些调整。讲话开始后不久，她突然从包里拿出一本书《最好的告别》，并把这本书交给了N医生，想跟N医生分享这部作品。说到书的时候，本来还比较平静的她突然眼圈泛红，在一年前，她的父亲还是能骑自行车，生活完全可以自理的老头儿，现在却不得不面对迟早会到来的这场告别。

患者经历了一系列比较积极的治疗，手术、放化疗，却依然无法阻止疾病发展，她以为父亲能够想开，知道尽力了，但最近她却感觉到她的父亲并不能释怀。他还提过，想去天津参加同学聚会。但是最活跃的那个组织者突然去世了；还有一个要好的同学，腿不行走不了路了。她父亲心气不那么高了。她说，开车带你去，吃饭住宿都有电梯……

N医生补充说："上次见到他，已经很虚弱了。他提了两件事：一个是那个房子的事，另一个是生前预嘱。"

……

女儿问："如果我在家里出现突发情况，我应该怎么处理？"

N医生回答道："一个是肺部感染，一个是消化道出血。最常见的，通常也是进展最快的是这两种情况。"

N医生指导如何应对可能的情况，包括去医院或是在家自行处理。

一个月后电话随访，女儿说，父亲是在家旁边的医院入院，住了两周，最后因肺部感染走了。没做有创抢救。当时，家人都在。"先不说了，我先陪陪我妈。"女儿在随访的最后，哽咽着说。

（节选自门诊观察与随访笔记）

在缓和医疗的门诊里，患者或家属常向医生讲述他们的生命故事，无论长短，总是能够被倾听，并予以回应。如上文案例中患者想要参加同学聚会，女儿愿意带父亲去，吃饭住宿都有电梯等细节，医生回应这样的安排很好。在治疗过程中，有些患者身体活动受限，但仍有出行、旅行的意愿，会咨询医生的意见。这些日常生活安排关乎患者的生活质量，却不是医院的场域惯常所要关注的重点。这些内容也唯有经由叙事再现出来，我们呼唤并期待医方以叙事的方式予以回应。如此，医学一定是温暖的。

通过患者最后一程的故事讲述，缓和医疗实践促进了不同身份包括医生、患者、家属或照护者之间的相互理解乃至弥合。对于医务人员来说，这种情境的重构能够帮助人们接近尊重和价值，能够帮助人们对医学的本质、医生的使命进行严肃的反思。对于年轻医生，经由书写、阅读和分享，能够释放内心的困惑，进而树立信心，提高应对困境的能力，在医患互动中获取新的意义。叙事医学是一种答案，来回答对于更人性化实践和治愈途径的呼声，是对生物医学模式的有力补充。

三、叙事缓和医疗概念框架的提出与发展

（一）叙事缓和医疗概念框架的提出

2022年，协和教研团队首次明确提出"叙事缓和医疗"（narrative palliative care）概念，即"以叙事为理念和工具所做的缓和医疗实践"。该概念是叙事医学与缓和医疗深度融合路径上探索的阶段性成果，是以临床医学、人类学、叙事医学三套学术话语深度互动而来的新知识，是对叙事医学理论阐述和临床落地两条路径上进行的创新性尝试。以此为基本框架，研究团队将不断丰富和完善这一概念体系。该框架以叙事病历作为核心概念，围绕对叙事病历的界定、实践路径的概括等主题，团队已经发表系列研究论文。

国外早期探索性研究中，提出缓和医疗和叙事医学之间深度互动的潜在成果，稍后出现了组合术语narrative palliative care，但并未界定，并以叙事医学教育工具包括细读、反思/创意写作等进行医学生的训练，为医学教育提供了可复制性的实践经验。这些先期研究成为两个学科领域融合实践的重要参考。由于narrative palliative care尚未成为学术共同体的共识，以narrative medicine和palliative care为组合关键词检索，经过主题和内容筛选，对所纳入文献进行分析，基本发现概括为：确认了以叙事能力践行人文医学的有效性，以叙事为干预方法进行缓和医疗实践增加福祉，论证两个学科领域在学科渊源、学科理论和价值层面的契合性。其中，上一章阐述的叙事病历的写作和临床运用是叙事缓和医疗框架中的核心环节。

叙事缓和医疗框架的提出，既是叙事医学教育的拓展，又是基于人类学视角的观察和发现。尤其是针对病历展开的相关研究，尝试对叙事医学的本质与实践方法进行探索，同时将人类学的反思镶嵌其中。沿袭着医学人类学学科针对生物医学实践模式进行批判的传统，在叙事医学这块新的沃土上深耕，继续成就着学科使命与促进人类健康福祉的

目标。

（二）叙事缓和医疗的理论逻辑与实践路径

自2022年至2024年间，协和教研团队聚焦在"叙事缓和医疗"概念框架形成了系列的学术产出，此处依据其中9篇文章，尝试进一步概括、梳理叙事缓和医疗的理论逻辑与实践路径。

首先，研究肇始。前文有述，2021年北京协和学院叙事医学论坛（总第五期）围绕缓和医疗病历实践主题的分享引发反响之后，开启了对叙事病历与叙事缓和医疗的研究。

其次，明确问题。对平行病历概念的发端进行溯源，梳理国内外相关研究与运用的差异，以人类学视角"发现"叙事病历进而拓展病历书写可能性的思考。为了尝试"破解"平行病历推广伴随的问题，进一步提出学术主张：①建议使用叙事病历概念。②关于病历书写的主体既不是文学写作，又不是"双轨范式"，而是叙事书写。③强调对中国本土叙事医学临床实践经验进行梳理与凝练。

第三，学理探究。基于协和缓和医疗领域的教学与临床实践，同步结合叙事医学的教育实践，呈现缓和医疗、人类学、叙事医学等跨学科持续深入对话的初步发现，并继续人类学视角下对病历书写实践的关注。同时，加强理论构建，对叙事医学与缓和医疗的契合性进行了论证。包括叙事医学在实现缓和医疗目标中的独特价值、叙事医学教育的理论基础与逻辑、实施叙事缓和医疗的工具和路径、两个学科适用领域的契合性、两个学科领域价值层面的契合性等。

第四，案例示范。采用北京协和医院缓和医学中心的会诊病历、缓和医学中心照护团队的病历书写实践、缓和医疗医护联合门诊的病历书写实践、缓和医疗"早交班"叙事医学实践等作为叙事病历运用的案例并进行分析，预期形成方法论借鉴。旨在说明叙事医学在临床实践中的运用路径和实践要素；界定"痛点"概念，即在生物医学实践中，医务人员遭遇心理困惑、目标模糊、无计可施的状态；借由叙事医学的理念回答应对与疏通"痛点"的方法，实现叙事医学的临床实践价值。例如，医护联合门诊的诊疗行为是一场叙事的实践，在叙事医学视域下考察缓和医疗医护联合门诊实践，亦可能对进一步推动叙事医学临床实践落地做出贡献：通过整合在医护联合门诊的医患、护患沟通过程，强调将患者的生活框架、整体需求纳入医疗设计；叙事行为是照护共同体间深度连接的核心要素；继续印证叙事缓和医疗等。再比如，在个体医生叙事实践的基础上，进一步呈现临床诊疗流程中已经存在且良好运行的照护共同体（医生、护士、社工等组成）的叙事病历实践，反映了叙事能力这一核心概念在缓和医疗团队中的集体运用、全流程运用，通过缓和医疗照护团队及辐射到其他领域医生的叙事病历书写的实践，确认并提升叙事病历在医生群体中规模化运用的可能。

第五，拓展延伸。教研团队对缓和医疗实践中的不同流程（个体医生会诊实践、医护联合门诊实践、"早交班"实践）、不同研究主体（个体医生、照护共同体），以及不同的研究范畴（北京协和医院等不同层级、区域的多家医疗机构）等进行了深入的拓展与延伸。以2023年的实证调查为例，教研团队调研了包括北京协和医院在内的7家医疗机构，72位不同年资不同科室的医生、护士、病案管理者、医院管理人员与专家学者，累计组织了8次焦点小组访谈及2次专家研讨会。即以叙事性内容融入病历为出发点，开启了病历书写实践改善路径的先期研究。基于学理思考与实证研究，进而重新界定"叙事病历"的概念，探究其融入现行标准化病历书写制度的可行性，致力于寻求叙事医学临床路径的一般性框架和多种可能性。

（三）叙事缓和医疗的核心要义

首先，叙事缓和医疗概念框架呈现出话语表述的结构性特征。一是内生性。区别于在临床实践中有意识地"增加"叙事医学要素，我们强调的是对既有实践中叙事要素的挖掘和凝练。这一观点源自中国优秀的缓和医疗医生创造性地依据具体情境，运用中国智慧，早于西方叙事医学概念进入中国之时，已经自觉地诠释并生动地践行了叙事医学的真谛。二是优先性。作为"人文医学实践的先锋"，缓和医疗领域的"温暖"实践，值得优先梳理并呈现；我们聚焦于缓和医疗的叙事医学实践，试图以其持久深刻的感染力与示范价值辐射到更广泛的医学领域，这与医学领域整体当中的实践和推广并不相悖。三是本土性。叙事医学作为学术概念是一个舶来品，而当其以外来、移植与借鉴为话语背景时，必然需要回应本土的自我意识、文化基础等问题且回应本身成为建构的重要依据，即叙事医学本土化发展需要思考理论根基、时代要求与实践指南。

其次，叙事缓和医疗为叙事医学理论建构生成了"新知识"。我们的跨学科团队包括缓和医疗医生、人类学家，通过观察、访谈、合作教学，甚至是学科间辩难的实践方式，为叙事医学发展生成了"新知识"。初步的阶段性理论产出：在对缓和医疗实践中叙事医学的呈现与价值认识的基础上，提出叙事缓和医疗概念框架，这是综合运用了人类学方法论中"变熟为生"的研究路径，使缓和医疗领域叙事病历作为人类学家备感振奋的重要"发现"浮出水面。在经历最初阅读到一份份缓和医疗叙事病历时的文化震撼之后，开启了系统的学术研究与行动，进而阐释这种叙事书写的结构性特征、临床价值、叙事要素，以及叙事病历作为制度化环节对医学模式转变和医学发展带来的前瞻性启示。

最后，叙事缓和医疗为叙事医学提供了方法论启示。由于西方叙事医学理念与方法兼具突出优势与潜在困境，以及作为新兴学科发展的必然阶段，叙事医学的方法论与具体实践路径是学科发展需要填充的广阔空间。例如，平行病历是叙事医学发起人卡伦医生自创的教学工具，以非技术语言撰写病历，用于医学教育与临床训练。与平行病历相异，协和缓和医疗领域的全团队、全流程的叙事病历书写临床实践，作为适应中国本土具体情境的创造与经验，为叙事医学的临床实践落地提供了重要借鉴。先行出发的叙事缓和医疗实践确立了方法论意义，将引导医学界为叙事医学临床路径一般性框架和多种可能性做出贡献。

（四）框架中核心概念叙事病历的研究进展

作为叙事缓和医疗框架中的核心概念，在第九章中已经从概念到临床路径系统阐述了叙事病历。结合最新的研究进展，概括叙事病历的基本观点如下。

第一，病历中适合以叙事形式呈现的内容包括疾病的诱因、特殊因素、患者对疾病的认知等。关于书写的建议：视情况提炼、浓缩和升华，写作视角要考虑阅读者需要（如会诊），根据疾病种类有不同的叙事呈现形式，明确叙事目的是展现患者病情和临床需要而非其他。第二，叙事病历适合的医疗文书种类包括门诊病历、会诊病历、沟通内容记录、家庭会议记录、病情评估、入院记录、缓和医疗社工服务记录等。第三，结构化框架雏形显现：据调查结果和研讨交流发现，在不同专科领域已经初步呈现了有据可循的书写脉络和结构化框架，为未来纵深的探索与规模化推广构建起重要的先期基础。第四，需要权衡的方面：工作量大、工作难度高；如何针对现状与困难进行突破的具体方法，包括建立较为稳定的工作机制与团队、由点及面进行推广的实践策略等。第五，基本共识：叙事病历作为叙事医学与临床实践相连接的载体，在临床实践过程中具有再现患者"痛点"问题的功能，充分体现了医学的温度。

鉴于生物医学科学实践是以科学的思想和方法为基础并从制度上予以保证，今天叙事医学临床实践的落地，仍需从制度化内容入手寻求破题路径。同时，基于对平行病历的批判性分析，我们有理由关注并提出叙事病历概念，同时探索其在临床实践中的运用方法。这些学术思想缘于重要的契机，即当人类学家阅读到包含叙事性内容的会诊病历时，未止步于这份独特温暖的病历带来的冲击与震撼，而是以特有的文化敏感性和人文关怀，在人类学视域下展开了学术分析，旨在解答叙事医学临床实践落地的难题。叙事病历的临床实践亦表明，叙事书写在一定范围内推广是我们现行科学规范的一种衍生。叙事病历能够运用到缓和医疗团队中，医护的互动里，也具有向外延伸的可能。既有经验能够被参照、吸纳，尽管具体形式可能不尽相同。

四、双向奔赴，呼唤更有温度的医学实践

叙事是人与生俱来的能力。

叙事的弥合价值意义非凡。生物医学实践一方面给人带来巨大的健康福祉，另一方面承担着忽视人的整体性所导致的代价。叙事医学在今

天的兴起，既是回应医学发展的时代之需，亦是修补既有医学模式的不足。基于叙事的医学实践会更有温度。在叙事框架的基础上，帮助我们重新审视医学的本质，并确认医学的目的不是隔离和区分，而是共情、互惠与弥合，这些都是在医疗场域下美好人性的展现。当医学与人性之间趋于和谐而非背离，来自医学的努力就会变得更有温度。

在这个意义上，作为回应苦难的学问，叙事医学与缓和医疗必然开启双向奔赴之旅。一方面，以医学教育为核心展开合作与互动，形成创新的理论建构。叙事医学与缓和医学课程的教学实践，赋予了协和教研团队探索与创造的广阔空间，在此过程亦收获了跨学科的融合成果；在梳理、回顾中发现并印证了缓和医疗与叙事医学之间的深度契合。将两个学科领域进行更深层次的比较，在这种递进中，两个学科相互的解释成为一种可能。另一方面，两个学科领域在本土化过程中基于实践的调适，生成新的发展动力。我们发现，在叙事医学教育、缓和医疗实践的本土化进程中，教学与研究的相互促进，尤其是来自临床实践的显著需求，进一步形成我们努力探寻两个学科领域契合性的动力。回顾各自发展的方向和路径，以及二者的相融、相通性，既能说明本土化过程是如何发生的，如何在实践中不断调适的；也是在彼此发现对方、双向奔赴的具体过程中，来呈现叙事医学在缓和医疗中的适用性及其实践路径。

目前，协和叙事医学教研团队初步回答了叙事医学与缓和医疗两个学科领域不同层面的契合性问题，厘清了叙事医学领域的基本概念（平行病历概念溯源与分析），提出了叙事缓和医疗概念框架（以叙事病历为其中的核心概念），致力于为叙事医学临床实践的落地提供理论支撑。同时，扎根临床实践，在理论梳理与贯通的前提下积极探索实践路径，为这门新兴学科的建设贡献力量。

参考文献

［1］刘惠明. "被叙述的自身"：利科叙事身份/认同概念浅析［J］. 现代哲学，2010，
　　（6）：81-88.
［2］扎哈维. 主体性和自身性：对第一人称视角的探究［M］. 蔡文菁，译. 上海：上海

译文出版社，2008.

［3］库伯勒-罗斯. 生命之轮［M］. 范颖，译. 重庆：重庆出版社，2013.

［4］赫尔兹. 死亡与右手［M］. 吴凤玲，译. 上海：上海人民出版社，2011.

［5］李飞，王剑利，宁晓红. 叙事医学与缓和医疗的契合性："缓和医疗10年"笔谈成果之二［J］. 中国医学伦理学，2022，35（11）：1178-1182.

［6］CHARON R. At the membranes of care：stories in narrative medicine［J］. Acad Med，2012，87（3）：342-347.

［7］LASKOW T，SMALL L，WU DS. Narrative Interventions in the Palliative Care Setting：A Scoping Review［J］. J Pain Symptom Manage，2019，58（4）：696-706.

［8］李飞. 叙事医学课程"写作"主题教学思路［J］. 医学与哲学，2021，42（17）：31-34.

［9］杨勇. 论医学伦理叙事的价值诉求和伦理限度［J］. 中国医学伦理学，2021，34（1）：17-21.

［10］LANOCHA N. Lessons in Stories：Why Narrative Medicine Has a Role in Pediatric Palliative Care Training［J］. Children（Basel），2021，8（5）：321.

［11］李飞，王剑利，宁晓红. 叙事缓和医疗会诊案例与分析："缓和医疗10年"笔谈成果之三［J］. 中国医学伦理学，2022，35（11）：1183-1187.

［12］RITA CHARON. Narrative Medicine A Model for Empathy，Reflection，Profession，and Trust［J］. JAMA，2001；286：1897-1902.

［13］郭莉萍. 以叙事医学实践促教学医院医学人文教育［J］. 医学与哲学，2022，43（6）：36-39，51.

［14］李飞，王剑利，宁晓红. 叙事医学与缓和医疗的相融交汇："缓和医疗10年"笔谈成果之一［J］. 中国医学伦理学，2022，35（11）：1171-1177.

［15］DASGUPTA，SAYANTANI，CRAIG IRVINE，et al. The possibilities of narrative palliative care medicine：Giving Sorrow Words，in Yasmin Gunaratnam，and David Oliviere（eds），Narrative and Stories in Health Care：Illness，dying and bereavement［M］. Oxford：Oxford University Press，2009.

［16］STANLEY P，HURST M. Narrative palliative care：a method for building empathy［J］. J Soc Work End Life Palliat Care，2011，7（1）：39-55.

［17］李飞. 中国叙事医学实践的反思［J］. 医学与哲学，2023，44（8）：8-13.

第四部分

叙 事 反 思

　　"处处是叙事"的缓和医疗实践，即是伦理相关问题思考的动力，也是叙事伦理实践的可能解释。卡伦医生提出"叙事伦理就是叙事医学"，是因为反思性叙事会以更有力度的方式带来行动，这就是叙事医学的伦理责任。在叙事过程中体现出对主体价值的关怀与反思，在主体反思中厘定伦理关系的同时又强化医学实践中的主体价值。叙事为医学伦理的教学提供有效的方法，医学伦理学又为叙事医学提供了教育实践境遇。

　　自叙事医学作为学术概念正式进入中国以来，学术界、实践者的集体努力与成果精彩纷呈。医学教育、临床实践与理论构建，以及三个维度之间的互动、转化与反哺，让叙事医学这一新兴学科领域充满了机遇与挑战。

第十一章 叙事伦理思考

一、叙事伦理学概念的提出

叙事伦理学家亚当·牛顿（Adam Newton）在其1997年出版的著作《叙事伦理学》（*Narrative Ethics*）里指出，"将叙事和伦理联系在一起的'逻辑'，叙事伦理学可以同时被解释为两个方向，第一，把叙事话语归结为某种伦理地位，第二，伦理话语往往依赖于叙事结构，这使叙事和伦理学之间的这种相互作用显得更加重要。每个人都只能从外部获得意义的不断交换，叙事就是伦理"。

从20世纪80年代后期至今，叙事医学和叙事伦理学仅有三四十年的短暂历史。在叙事医学概念体系形成的20世纪90年代，有多项研究聚焦于叙事伦理学，并强调了其对于医学伦理学的价值：它是侧重于叙事并尊重参与者经验的伦理学方法，强调叙事伦理的价值，让医务人员进入"患者的世界"并有助于理论和经验的提升；通过文学批评方法、叙事理论分析故事的形式，帮助理解叙事在医学伦理学工作中的重要性等。叙事伦理学复兴了古代讲故事的教学工具方法，在伦理教学中利用叙事为医学生开发更具批判性和反省实践的方法等。基本结论为，在叙事医学研究与实践中，叙事伦理先行亦是我国叙事医学教育早期发展的特征之一。

鉴于较为短暂的学科历史，以及在叙事医学视域下展开探索研究，本章标题为叙事伦理思考，意为涵盖叙事伦理学与相关内容。

二、叙事伦理学实践中的问题

（一）理解"叙事伦理就是叙事医学"

开展研究，伦理先行。在学习《叙事医学——理解疾病的故事》时，笔者留意到卡伦医生在书中明确提出这样的观点："叙事伦理就是叙事医学。"伦理原则具有局限性，可以说，擅长弥合与想象的叙事伦理为其提供了一种视角和方法作为补充。叙事医学当中的叙事伦理提醒我们：任何类型的叙事都不可避免地尊崇某些观点和立场；边缘化的声音经常被压制；致力于平等，就要平等地对待作者或讲者的视点。应该说，叙事有一项天然的使命就是让被遮蔽的声音发出来，这与致力于人类社会的平等与人们间彼此的尊重和理解为旨趣的社会学、人类学意义相通。通过倾听、关注进而走入他人的故事，已经采取了一种伦理立场。针对"叙事伦理就是叙事医学"这句表述，笔者查阅文献进一步思考后，形成基本的设想：叙事伦理对于原则主义伦理学构成补充，并突出强调了医疗情境的复杂性，以及致力于突破医患双方的二元对立关系，有助于应对伦理困境。

此外，叙事医学越来越被重视的一个重要原因就在于它在叙事过程中体现出对主体价值的关怀与反思，在主体反思中厘定伦理关系的同时又强化了医学实践中的主体价值。医学伦理学是以临床实践中的主体关系为对象，以主体价值诉求为核心的学科，它与叙事医学之间是同向而行的关系。例如，叙事医学理念得以形成的渊源之一是医学伦理教育中叙事方法的运用。一方面，叙事作为一种教育手段，成为连接医学人文教育与临床诊疗实践的桥梁；另一方面，叙事作为一种思维方式，不仅增进了医患双方的互相认同与理解，同时，使教育者与受教育者成为价值同向的合作共同体。叙事为医学伦理的教学提供有效的方法，医学伦理学又为叙事医学提供了教育实践境遇。医学伦理实践中的伦理限度和价值诉求之间形成的张力又为叙事提供了言说的力量，伦理叙事的出现反映了现阶段医学发展亟待回归人文的诉求和趋势。

案例1

拔　管

在大学实习阶段，我曾参与抢救一位患者，经历了惊心动魄，经历了奋力抢救，患者被救了回来。我产生了巨大的成就感。然而，第二天下午，该患者的家属把其呼吸机拔掉了，患者很快离世。我瞬间陷入了一种空洞、不解、困惑的感觉。同时，我发现我的老师们却没有表现出特别的反应。经过一段时间，后者反倒成了困扰我的主要因素。我不理解为什么老师们没有做出特别的反应，而自己的内心却如此翻江倒海？

（节选自一次讲座的提问）

对于这个问题，可以从伦理学，以及医患互动、医学本质、医生使命等不同领域展开深层次的讨论。然而，非常清楚的是：这件事情触动了这位年轻医生，触动到了他的内心深处，值得去叙述，叙事医学的价值得以彰显。

如果以叙事医学的理念来对应上面这位年轻医生的问题，读者能够知道的是，他凭借生物医学知识和技能在一定条件下战胜死神，从而产生巨大的成就感；而患者离世的结果却给他带来极大的溃败感。这是叙事医学所强调的医患差异分歧的关键之一，即医生与患者对待死亡的认识存在差异。这例患者最后一程的故事，在医生视角的叙事里，能够有机会获得不同身份包括医生、患者、家属或照护者之间的相互理解乃至弥合，或者某种程度上是"迫使"年轻医生进入一种崭新的情境，去接近尊重和价值，对医学的本质、医生的使命开始严肃的反思。

正如这位年轻医生所言，一段时间以后，困扰他的主要因素变成了老师们的态度。笔者认为，首先，这为医学教育提示了非常重要的方向。当面对死亡，向死亡学习时，医界的前辈可以把握住关键的机会，来帮助没有经验的年轻医生成长。其次，年轻医生宝贵的反思指向的是医学伦理价值。经由这样的叙事，能够减少年轻医生的困惑，树立起从医的信心，在对医学形成认知的过程中增加应对危机的能力。

（二）叙事医学实践中的隐私问题

实践叙事医学离不开处理隐私问题。《医学的温度》里谈到中国和西方的隐私观念不同，并认为这是国内推动叙事医学发展的一个优势。本文想要补充的是：从伦理角度出发，中西方的文化差异是理解隐私问题的关键之一。放置在文化背景下求解这个问题，同时提供一个思考的新角度，我们尝试从中国人、中国社会的特征谈起。以费孝通先生界定并描述的"差序格局"概念为例，中国人奉行推己及人的社会范式，在以自己为中心的社会关系网络中，最主要的自然是"克己复礼""壹是皆以修身为本"。"推"的过程里有各种路线，最基本的是亲属：亲子和同胞，相配的道德要素是孝和悌。这是差序格局中道德体系的出发点，像水波纹一般由近及远向外推衍，与西方的各人还是各人的"一捆柴"式的"团体格局"形成对照，进而形成理解中西相异的道德体系。该例旨在说明中国医疗情境的社会文化特征，也是叙事医学的落地实践不能忽视的重要背景。

实践叙事医学是一种亲密的姿态。因为涉及分享诸多隐私，叙事医学的运用绕不开伦理保护的问题，值得未来展开研究并予以更充分的解答。卡伦医生在2001年发表的文章中着重论述了叙事医学实践中的伦理问题；同时，国内伦理学界针对平行病历运用涉及的伦理问题亦有相应的研究，读者可以综合借鉴。处理隐私问题成为深层逻辑中的一个重要组成部分：阐释以规范化、系统化的方式去学习和应用叙事医学的必要性，并找寻到适合的路径。

实践叙事医学是对苦难的回应。对照中国具体的社会文化情境及医疗实践，需要进一步思考：如何形成对苦难的理解框架？如何实现好的照护？从人类学视角看，这是其学科的主旨和方法论的核心，即研究他者以反观自身。有研究认为，中国传统文化的特征是人们在道德公共体之外的公共空间和社会生活中缺乏对陌生人的照护。我们从医患关系的侧面或许能够对这个问题有所诠释，但与此同时，我们又能够从大量具体的医疗实践中发现，中国医生群体践行着利他的专业精神，以及服务社会、奉献社会的意识和行为。由此，理解的差异问题在跨文化意义上突显了重要性，同时成为我们借鉴西方学术成果时不能忽视的角度。

（三）叙事书写实践中的伦理问题

国内在推广叙事医学的过程中，如影随形的工具平行病历成为重要的抓手。平行病历的书写者常提出患者隐私保护的问题，涉及叙事医学实践中的伦理规范。如前文分析，医疗系统如何处理人类的叙事语言是计算机普遍运用之后的一个新问题；临床实践中患者的叙事材料使用又该如何符合伦理规范要求，是临床实践工作者颇感畏惧的现实问题。2001年，卡伦医生在其发表的两篇经典文献之一《叙事医学——形式、功能和伦理》（*narrative medicine：form，function，and ethics*）中系统回答了这个问题。其主要贡献在于对医学叙事体裁进行分类，至少有五种截然不同的类型，包括医学虚构作品、面向公众的写作、医学自传、实践中的故事和医学训练中的写作练习。每种风格都有其传统、目的、方法和结果，每种风格都需要特定的伦理规范。其中，强调了叙事医学的发展不仅仅是一种医生反思的工具，还是一种具有实质力量的治疗干预。另外，对于这些写作的目的作了补充与强调，即这些活动的主要目的不是为了个人利益进行的。笔者相信，这个明确的观点能够为一些热爱创作并致力于将叙事写作运用于临床实践的医务人员解惑。

在广大从业的临床医生群体中传播叙事医学理念，鼓励临床医生学习并实践叙事医学理论，从而也指导、帮助医学生实施叙事实践是非常必要且重要的。我国学者在接纳叙事医学理论、进行实践反思的同时，也根据我国实际国情保持了批判的态度——思考叙事医学的在地化发展。另外，叙事医学以"医文交融"为前提，其所倡导的对人的尊重、关注等理念，与叙事表达的形式亦相得益彰。立足于医学本质之上的思考，医学实践者应关注人类的价值，回应社会苦难，并建立起跨文化理解的视角。

三、叙事伦理学对医学的贡献

（一）叙事伦理学在医学实践中的价值

1. 叙事方法提供了想象路径，助力理解伦理原则

理论只能抽象地理解伦理原则与人类行为之间的关系，而叙事理解则提供了一种想象的思想实验。因此，叙事方法的好处在于通过具体的故事帮助人们理解抽象的伦理概念，如什么是善，期望人们从故事中认识到善。叙事伦理学家把生活想象成多种视角，每种视角都反映了不同的想象力，每种视角或多或少都能理解其他的观点，以及他们是如何想象的。叙事伦理学家的工作是帮助人们产生新的想象力，开启对话；以真诚作为起点，从而帮助我们理解患者、临床医生和其他人的生活故事是如何展开的。这样，痛苦才能在医患之间被分担，而非隔离。

2. 助力医患共同决策的应用

叙事伦理学和诠释学理论的基础作用，关注在故事中的人类身份和作为对话过程的伦理理解，构成了临床伦理学的理论基础。人类的叙事本质及叙事性的过程为伦理行动提供了主体间性的基础，以叙事进行照护则需要伦理学领域的转变——从叙事被用来告知伦理决策的立场转变为叙事是伦理决策的形式和过程的立场。生命伦理学使得人们对医疗实践有了更深入的了解，那么，叙事伦理学则促进了患者与照护者之间的建设性沟通。参与选择已经成为良好医疗实践的标志之一；以患者为中心、医患共同决策等都集中在选择上。在医疗的叙事和潜在的互惠的本质基础上，互惠使得共同决策和患者自主权成为可能。

3. 叙事伦理学的价值主张

叙事伦理学关注特定患者的具体情况并开展伦理实践，不寻求普适的法则解决伦理问题，而是主张患者将自己独特的价值观、意义、选择、意愿等带到特定的生命或死亡中。在这些情境中的叙事伦理学家是临床医务工作者而非伦理咨询师。在方法上，运用社会科学与人文学科的质性研究方法，以及文学/叙事学的叙事研究方法。例如，去倾听、

关注他人的故事，就是采取了一种伦理立场。叙事医学中的伦理实践是正视情感需求的，是充满想象力的，是具有创造性、独特性、反思性与互惠性的。尤其是，叙事能够帮助边缘化的声音被平等对待，以此叙事伦理实践来倡导并发展公平正义的医疗。

（二）叙事伦理学在医学教育中的价值

卡伦医生强调了叙事伦理学对于医学教育与临床实践的重要性，尤其是对其教学进行过系统深入的讨论，提出"叙事伦理就是叙事医学，它在生命伦理学的场景展开，为那些帮助他人而对生命和死亡的人带来教学方法和实践"。她认为，有多种路径在改变生命伦理学的概念版图，其相同之处就是对叙事真理的追求，不强化分歧而是致力于寻找弥合。生命伦理学和临床实践需要增加叙事视角，如时间性、独特性、因果性/偶然性、主体间性、伦理性等叙事特征。国内学者"通过对叙事医学的五个特性进行分析，揭示出工具（实用）的叙事疗法朝着价值（理性）的叙事医学逼近的精神蜕变历程。由叙事（阅读、书写、鉴赏）所建构的主体间性中包含了伦理关系，必然导向医疗中伦理关系的反思（感触、感动、感悟）"。

鉴于医学中情感教育的缺失，医学生进行反思性叙事能带来医学训练的正向效果。这样的训练能够有助于学习伦理道德、专业精神、沟通，以及接纳多样性，提升共情能力等。叙事伦理学教育以故事为工具，以反思性叙事为路径，有效弥补了情感教育，从而完善了医学教育。

四、叙事的伦理责任

叙事伦理学有诸多有益的价值，亦有缺陷和不足。例如，叙事伦理学有助于做出并指导生命伦理学领域的决策。但是，叙事伦理学方法缺乏一套具体的模式和规则，更容易受到历史因素的影响，场景的多样性迫使人们在不同规范下进行选择等。叙事方法能够通过具体的故事来帮助人们理解抽象的伦理概念，然而，故事本身并不足以引导人们行动，并不足以应对制度化背景中的伦理问题，故事的指导需要与其他伦理指导结合起来才更加有效。

尽管如此，在叙事医学视域下展开叙事伦理思考，还在于反思性叙事会以更有力度的方式带来行动。这就是叙事医学的伦理责任，也回答了前文牛顿提出的叙事就是伦理，以及卡伦所讲的叙事伦理就是在生命伦理学领域实践的叙事医学等问题。通过叙事，人们实现了对不可理解之物的理解，增强了理解力，提高了感受力，首要的是实现了伦理责任。

即使狭义的叙事医学也不应仅仅只有文学的参与。叙事价值的实现不仅仅是文学与医学的结合，还超越了学科间的维度，是对人性的思考与回应。人们或许会认为，以文学作品或者借助文学理论和工具进行医学教育，帮助医学生感悟疾苦，这种方式成为生物医学实践模式训练的重要补充，一定程度上正视了曾被剥离或忽视的领域；但是，这不是叙事医学实践唯一的缘由。因为叙事切近了特定的医学情境，回应了医学需要且务必去直面、见证、担当的领地，概括来说，是医学实践应有之义，是伦理责任。当然，要以例证、分析去丰富和补充这一观点。在学术范畴内将其区分是有意义的，且需要强调叙事医学的界限。本文倾向于认为，在临床框架内聚焦。在这个意义上，叙事医学也就不仅仅是医学人文落地的手段了，还是临床医学的实践框架问题。因此，对于叙事医学的界定意义重大，会影响到其发展方向。

笔者认同这个观点：叙事医学应该是在哲学思辨引领下的生命新境遇的探索、临床新叙事的建构。总之，强调发展中的叙事医学既非对美国模式的生搬硬套，又非美国模式在中国的实践，更非现有原则、方法的线性递延。目前，国内的叙事医学还在形成理论逻辑的过程中，学科的核心概念厘定、研究边界、伦理规范、研究方法、理论基础与实践路径等诸多问题都有待深入剖析和解答，尤其是中国本土化的思考方向及高质量发展路径，将构成叙事医学行稳致远的重点领域。

参考文献

［1］ADAM ZACHARY NEWTON. Narrative Ethics［M］. Boston：Harvard University Press，1997.

［2］LAGAY FL. The ethical force of stories：narrative ethics and beyond［J］. London：Virtual Mentor，2014，16（8）：622-625.

［3］NICHOLAS B，GILLETT G. Doctors' stories，patients' stories：a narrative approach to teaching medical ethics［J］. J Med Ethics，1997，23（5）：295-299.

［4］TOVEY P. Narrative and knowledge development in medical ethics［J］. J Med Ethics，1998，24（3）：176-181.

［5］JONES AH. Narrative based medicine：narrative in medical ethics［J］. BMJ，1999，318（7178）：253-256.

［6］CARSON AM. That's another story：narrative methods and ethical practice［J］. J Med Ethics，2001，27（3）：198-202.

［7］BERGMAN P. Storytelling as a teaching tool［J］. Clin Excell Nurse Pract，1999，3（3）：154-157.

［8］贺苗，曹永福，王云岭，等. 中国安宁疗护的多元化反思［J］. 中国医学伦理学，2018，31（5）：581-590，609.

［9］李飞. 叙事医学的本土化实践路径探析［J］. 中华医学教育，2022，42（1）：29-33.

［10］卡伦. 叙事医学的原则与实践［M］. 郭莉萍，主译. 北京：北京大学医学出版社，2021.

［11］杨勇. 论医学伦理叙事的价值诉求和伦理限度［J］. 中国医学伦理学，2021，34（1）：17-21.

［12］费孝通. 乡土中国［M］. 北京：人民出版社，2008.

［13］CHARON R. Narrative medicine：form，function，and ethics［J］. Ann Intern Med，2001，134：83-87.

［14］肖思莹，邓蕊. 国外叙事医学研究历史对我国叙事医学在地化发展的启示［J］. 中国医学伦理学，2020，33（1）：96-103.

［15］FRANK AW. Truth Telling，Companionship，and Witness：An Agenda for Narrative Ethics［J］. Hastings Cent Rep，2016，46（3）：17-21.

［16］FRANK AW. Narrative ethics as dialogical story-telling［J］. Hastings Cent Rep，2014，44（1 Suppl）：S16-S20.

［17］NASH W. Narrative ethics，authentic integrity，and an intrapersonal medical encounter in David Foster Wallace's "luckily the account representative knew CPR"［J］. Camb Q Healthc Ethics，2015，24（1）：96-106.

[18] PORZ R，LANDEWEER E，WIDDERSHOVEN G．Theory and practice of clinical ethics support services：narrative and hermeneutical perspectives［J］．Bioethics，2011，25（7）：354-360.

[19] BALDWIN C．Narrative ethics for narrative care［J］．J Aging Stud，2015，34：183-189.

[20] LOSSIGNOL D．Narrative ethics in the field of oncology［J］．Curr Opin Oncol，2014，26（4）：385-388.

[21] LAUNER J．Patient choice and narrative ethics［J］．Postgrad Med J，2014，90（1066）：484.

[22] CHARON R．Narrative reciprocity［J］．Hastings Cent Rep，2014，44（1 Suppl）：S21-S24.

[23] 卡伦．叙事医学：尊重疾病的故事［M］．郭莉萍，主译．北京：北京大学出版社，2015.

[24] 王一方．叙事医学：从工具到价值［J］．医学与哲学（A），2018，39（5）：1-6.

[25] VERGARA O．The dramatic essence of the narrative approach［J］．Theor Med Bioeth，2018，39（5）：361-374.

[26] 王华峰，高玮，邹明明，等．中国医学人文的叙事赋能：第二届"全国叙事医学与临床实践研讨会"综述［J］．医学与哲学，2020，41（1）：78-80.

[27] 李飞．为人善事，为己大事：《照护》对医学本质的反思［J］．中国医学人文杂志，2021，7（5）：60-63.

第十二章　叙事医学的反思与展望

近年来，国内围绕叙事医学的教育、研究与实践，已经进行了多样化探索，但需要系统梳理既有经验，提炼主要问题。本章论述的思路为以叙事医学教育为主体，注重临床实践的运用。由于叙事医学的实践属性及教育的临床转化功能指向，在论述中亦有上述不同层面的交叉与融合。

一、从教育到实践转化中的问题与挑战

（一）医学教育与临床实践适应性不同

针对叙事医学的学术研究除对西方理论框架的借鉴和推介外，理论反思和本土创新仍有巨大的空间。在把握中国高等教育大局，推进医学教育深化改革及医学人文建设的迫切需求背景下，中国叙事医学教育处在追求更高质量，进一步向纵深发展的关键阶段，也是适时开展反思的重要阶段。

第一，卡伦医生及团队的研究聚焦于叙事医学教育。综观来看，内容涉及叙事医学的概念体系、叙事医学教育的工具、实践要素、理论根基、医学的叙事特征、叙事的价值、叙事医学发展的前期基础等。根据其提出的概念体系，叙事医学的发生是以文学与医学两者的结合为主体。文学理论对叙事医学这个新兴学科领域的贡献在于强调了共情和反思能力，这是借助文学理论与方法的长处所要能够运用于医学教育的重要理由。诸多研究证实了这一结合对于医学教育的积极作用。在其团队的研究中，主题聚焦在医学教育，且呈现出相对完善的叙事医学教育模式。

第二，医学教育与临床实践不应混淆。笔者团队曾撰写系列论文，旨在阐述并回应这一重要问题，因为在教育层面有效的工具（如平行病历）不一定具有临床适应性。作为自创的医学教育工具平行病历，卡伦医生鼓励医学生将其用于叙事写作训练，倡导学生以日常语言去书写他们的患者。她强调平行病历不是日记，而是临床训练的组成部分，并希望这种叙事写作能够服务于特定患者。检索文献的结果表明，自2006年的著作之后，卡伦及团队未再使用平行病历这个概念，而是代之以叙事写作、反思性写作与创意写作，并持续以这些概念进行阐述，介绍它们在医学教育中的运用和评估等。卡伦在最近的著作里提出，"学生可以在反思中进行创意……可以认为创意性作品就是反思性作品"，并试图在医学教育实践层面论证反思性写作与创意写作的一致性。简而言之，平行病历是其研究早期阶段所使用的术语和工具，随着研究的进展，这一术语和工具发生了演进。反观国内，平行病历的实践与研究方兴未艾，同时，以平行病历为题的征文或是演讲活动增加了叙事医学的热度。在客观效果上，该工具作为推广叙事医学的手段发挥了显著作用，对叙事医学的实践路径构成贡献。尽管平行病历是叙事医学发展历程中的早期术语，在国外也未获得广泛的推广和运用，并不会因此成为国内开展适合中国情境实践的障碍，亦是非常期待有更多有益的探索成果。

与此同时，我们在期待这一运用积极效果的同时，主张批判性地审视。

（二）平行病历临床运用困境的症结

通过分析平行病历临床运用困境，主要的阻力横亘于眼前：如果平行病历被视为一份"新"的病历，临床工作者势必要增加工作时间与工作量。本文认为，如果在临床工作中规模化推广平行病历，有可能产生较为严重的负面后果，这样将违背叙事医学实践的良好初衷。

1. 深入剖析困境存在的症结

（1）平行病历概念被相对泛化。尤其是"工具化"的倾向，具体体现为把用于医学教育实践的平行病历工具机械地移植到临床实践中，由此导致临床适用性上的偏差。换句话说，可能是把平行病历这一工具等同为叙事医学，以此为抓手，认为书写平行病历就是践行叙事医学。

（2）医学共同体接受并认同叙事价值存在难度。由于叙事有别于科学，经受医学科学训练的专业群体在认知层面较难转向。如笔者团队近年针对病历主题的调研发现，医务人员对现行病历规范所要求的客观准确科学等特征的态度为认同与捍卫；如何应对并在临床实践制度化框架内进行调适，容纳叙事具有的不确定性等问题也将对医学实践构成挑战。

（3）平行病历的运用不宜脱离临床情境。实践中外化的平行病历作为文本载体，很多情况下已经脱离了医生与患者之间的具体情境。从叙事医学价值归属的视角看，工具和方法的选择是服务于临床需求的，对应来说，当前平行病历的功能与定位应更加明晰。

在与相关学者尤其是人类学背景的学者讨论时，尤其是对第三个症结颇感担忧。因为脱离医患互动的具体情境，仅突出载体形式，则是以工具取代了目的，叙事医学的发展有可能脱离临床价值归属。针对这个突出问题，笔者曾在论文中尝试提出两个角度进行理论回应，分别来自医学人类学家凯博文、叙事医学发起人卡伦医生。前者提出"在场"（presence）理论。"在场"指与另一个人进行深度互动的过程，这种过程让我们对于另一个人的守护与陪伴，变得富有生气……所有那些互动的过程、检查的过程、与治疗的方式，加在一起，也就定义了何为"照护"（care giving）。对应来看，卡伦医生强调的是基于叙事知识概念的叙事情境。她认为，医疗实践在一系列复杂的叙事情境中展开，其中重要的有医生与患者、医生与自己、医生与同事、医生与社会之间的情境（即国内通常所说的4个关系）。在这个意义上，两位著名学者的不同表述再一次走向共识：基于人际互动的在场与照护，旨在以叙事弥合"分离"的医学实践，努力方向均指向生物医学实践模式的批判和补充。凯博文以"在场"概念强调了临床实践或是家庭照护工作中，亲力亲为、关注与见证的核心意义，从而与卡伦的叙事医学理念中倾听、关注等叙事能力相得益彰。换句话说，叙事无法脱离具体的情境存在，只有在并基于具体的情境，才会产生叙事医学改善临床实践的结果。在此意义上，脱离临床情境的平行病历的运用，不是弥合而是可能导致某种新的分离。

2. 勇于尝试多元实践路径

基于上述平行病历运用的症结，笔者团队于2021年起关注到病历实践可能蕴含的叙事医学价值，进而对平行病历概念进行辨析，力图为叙事医学实践的方法论提供必要的理论准备；同时回应现实中的实践问题，以及倡导叙事医学方法的多元性。例如，凯博文提出"微型民族志"、对患者生活故事的诠释，以及解释模式的启发和协商处理等方法；他认为医生的最佳实践是根据疾痛经验的现象学理解，以及疾痛经验对患者的心理和社会的影响来安排治疗等。来自人类学的研究对于今天的生物医学实践已经构成显著的方法论意义。具体到叙事医学的实践路径，人类学家倡导，微型民族志作为叙事医学新范式，是资料收集、赋权、共情、治疗为一体的研究范式，将为完善中国叙事医学理论与方法带来更多启示。针对平行病历源自教育目标而不一定具有临床适应性，相比而言，微型民族志比平行病历似乎更具临床适应性。

此外，标准化病人实践、观察、表演、叙事性对话、影像、绘画、音乐等多元路径与形式，都是值得寻求并进一步开发的领域，且可以侧重听、说、读、写、做等不同的维度。在获得充分的研究与实践验证之前，希望更多概念和工具的提出能够形成方法论的启发；保持对当下叙事医学方法的开放性态度，大有裨益。

二、叙事医学实践的反思

（一）对叙事走进医学的质疑与反思

1. 叙事医学与循证医学之间能否调和

与叙事医学理论和实践框架的形成相伴，早期的研究即开始了对叙事走进医学的质疑。例如，1999年有文章提出，基于普遍性的循证医学与强调个体性存在及价值的叙事是矛盾的，否认以叙事为基础的医学与追求普遍真理的循证医学之间的调和。有学者提出叙事被要求履行越来越广泛的功能，认为叙事能力被视为临床诊断和治疗的基本技能（卡伦观点）是激进的，同时提出医学领域的叙事有6个用途、5个争辩及7个危险等。

2. 叙事依然可能导致分离

尽管叙事医学回应了来自社会学家的批判，即认为医学实践是分离的实践，叙事医学能够在其中承担起弥合的责任，搭建起沟通的桥梁。然而，在具体实践中，也有可能脱离文本的情境，即忽视叙事形式与语境之间的差异。例如，上文强调的平行病历相关活动是典型案例。另外，忽视叙事的文化和历史维度同样构成风险。

3. 不应泛化叙事的运用

叙事作为人的特质之一，然而，人类不是只有叙事作为体验自己及美好生活方式的存在。在医学情境中，不宜泛化、滥用叙事概念，要强调叙事本身的规范性。

4. 叙事医学实践路径的模糊

医务人员如何掌握获取叙事知识的方法与运用叙事要素的能力，目前看从理论到路径不够清晰。需要对叙事医学的认识论局限、实践困境及其差异性主张中的普遍主义特征加以反思和批判，避免形成简单化的理论照搬与实践应用，在因人而异、因文化而异的基础上，发展适应不同个体和不同文化背景的叙事医学模式。唯如此，才能合乎逻辑、顺应实践。

（二）对反思性写作进行反思

1. 认识反思概念

哲学家、教育家约翰·杜威（John Dewey）认为反思是一种特殊的思维或思考，它是对某个问题进行反复的、严肃的、持续不断的深思。反思具有多种丰富蕴含，体现在日常语境（英语、汉语）、学术研究语境加以区分；运用教学反思对教学经验重新建构；还应注意反思发生的条件和有效性等。

叙事医学的重要贡献之一在于其强调反思能力，它是医学专业化训练过程中重要的临床实践能力。在传统的培训和评估范式中，专业化和反思能力不易界定或测量。叙事医学在医学教育领域发起，以文学细读和写作为工具，已经回应了上述问题，在医学训练中以其为工具构筑而成叙事医学教育方法的基石。作为工具的反思性写作，有望破解这一难题。叙事医学的来源之一是文学理论中的读者反应论，叙事医学的反思特质来源于文学与医学的交融。反思性写作创造了一个可以近距离探索人的价值、人际关系、人的情绪的模拟环境，医生可以感受到患者的世界、疾病对个人的意义，以及诸如同情、共情、怜悯和其他道德品性是如何表达出来并影响他人的，并反思医生在这些关键时刻的作用，达到对人和人性更深层次的理解。因此，反思对于医患间信任的建立具有重要作用。

2. 对反思性写作实践进行反思

第一，需要反思使用规范，加强有效性的证据。虽然鼓励学生进行反思，但需要考虑反思的质量、占用学生的时间等问题，即进一步加强证据基础；参与者对反思性学习及其潜在益处知之甚少，学生在发展反思性学习技能方面需要支持等。第二，真正实现该方法具有挑战性。反思性写作具有发展性，反思能力可以随着时间的推移而发展，对学生而言具有挑战性，尤其是批判性反思很难实现。第三，需要审慎使用该术语。近年来，反思和反思性写作已成为医学教育中常用的术语和实践。然而，使用这些术语需要更深思熟虑和精确，避免泛化与误用。

三、叙事医学本土化的发展

叙事医学的发展绝不仅仅是西方成果的简单译介与移植。至今十余年的发展历程，堪称本土化的关键过程。在理论启示下，医学界、学术界等先行者结合各自的资源配置，尽力地因地制宜地将叙事医学的研究与实践逐渐推向了"高地"。

（一）构建中国主体的叙事医学框架

1. 从舶来到重构的叙事医学

自2001年卡伦医生发表经典文献为标志诞生，叙事医学于10年后进入中国，尽管历史非常有限，我们看到其发展状况不仅仅是外来理念的引荐、移植，而是基于东西方对话、实践与创造的中国主体的建构。中国学者从一开始即持有了自觉的态度，结合本土化的发展成为重要线索。这是今天的叙事医学的中国实践，是在中国语境、中国医疗环境内的生动实践，并实现了叙事医学意义的重构。从舶来品到本土化，叙事医学发展需要扎根中国土壤。如何实现这一进程值得思考亦值得期待。

2. 推动学科建制化

叙事医学有诸多基础性问题需要解决：①厘定核心概念、研究框架、理论基础、研究方法等。②作为工具运用于临床实践需要完备清晰的方法论路径等。③阐释与相近学科的关系、研究边界等问题。就第③点展开说明如下：从源起与学科特征来看，叙事医学具有跨学科多学科的属性，目前中国叙事医学领域参与者的学科背景体现出了这个特征，包括临床医学、文学、语言学、人类学、伦理学、历史学等多学科领域；多学科交叉融合也将为叙事医学发展带来融合优势。从教育层面来看，围绕培育和提升叙事能力为主要教学目标，汲取不同学科的理论成果，如社会学、人类学、诠释学等，为叙事医学的理论建构提供给养。

3. 注重本土实践智慧

梳理中国临床医生的既有叙事医学实践经验，形成一定范围的专家共识，以共识为基础发展中国特色叙事医学。如前文所述，注重识别、挖掘中国优秀临床医生践行叙事医学的经验；强调与中华优秀传统文化相结合的叙事医学实践，彰显文化自信，满足中国具体临床需求，更好地提升医疗相关人群福祉。叙事医学理论建构需要汲取本土化实践与智慧。例如，儒家哲学的情感面向，以人的主体构建为轴心的关系哲学，恻隐之心、仁爱思想，以及天人合一、身心关系、形神关系，乃至于实践过程当中的知行合一等，都有可能促进叙事医学的理论建构。

4. 助力主体性回归，重塑医患关系

叙事医学倡导基于叙事进行医学实践，强调共情与反思，主张建立主体间性，拓宽了相对窄化的生物医学实践边界，将人的整体性重新纳入视野，不仅患者的主体性回归，同时致力于建立起照护共同体。践行

169

叙事医学，让医学生或医生具有更好的叙事能力；运用具体的工具和方法如反思性写作，不是简单地将医生变成一个作家，而是让这种能力成为医学能力的一部分，成为医学生或医生实践智慧的重要组成部分。总之，希望能够促进医生变成更好的医生。这是叙事医学重要的内涵，也是医学精神的内涵，更是医学教育规划与顶层设计的应有之义。

（二）叙事医学勇担育人使命，彰显中国特色

1. 课程思政的内涵

课程思政是高校思想政治教育改革的新内容与新探索。2016年全国高校思想政治工作会议以来，要求教学中各类课程与思想政治理论课程同向同行，形成协同效应。要坚持把立德树人作为中心环节，把思想政治工作贯穿教育教学全过程。2020年教育部发布的《高等学校课程思政建设指导纲要》（教高〔2020〕3号）明确指出，医学专业类课程思政"要在课程教学中加强医德医风教育，着力培养学生'敬佑生命、救死扶伤、甘于奉献、大爱无疆'的医者精神，注重加强医者仁心教育，在培养精湛医术的同时，教育引导学生始终把人民群众生命安全和身体健康放在首位，尊重患者，善于沟通，提升综合素养和人文修养，提升依法应对重大突发公共卫生事件的能力，做党和人民信赖的好医生。"限于思政理论课的课程和课时数量，为了更好实现育人目标，通过专业课程发挥思想政治育人功能，因此，课程思政建设成为高校思政教育的一项重要改革举措。

课程思政是一种新的课程观，是对思想政治教育的新探索，是一种科学的教育理念和教育方法，是对高校思想政治教育规律的正确把握，是对社会主义新时代如何实施高校思想政治教育的创新。课程思政是在既有内容中的挖掘与析出，将本来隐含的思政教育的内涵、精神及正能量梳理出来，与课程内容进行有机的、科学的融合与输出。

2. 叙事医学的课程思政内涵

叙事本身就构成了思想政治教育。叙事医学通过共情、反思、主体间性建立、注重关系、致力于弥合分离的医学实践等，将人的整体性重新纳入医学实践的视野。叙事医学从学理上非常能体现隐性教育的特

质，同时体现了医学教育的人文精神特质，成为思政教育与课程专业内容的有机统一。在这个意义上，可以说，叙事医学就是医学人文转向的一支劲旅，叙事医学的课程思政建设又助力了这一转向。

叙事医学课程思政的内涵是彰显了医学的温度，助力主体性回归，重塑诊疗关系，促进医患和谐关系，在本土化背景下形成新的思考方向等。

3. 叙事医学课程思政实践路径

笔者概括叙事医学课程思政的实践路径为基本要义、教学目标、具体实施路径三个部分。

（1）基本要义包括明确课程思政的性质为高校思政教育的一项改革举措；其本质是加强教育自信与文化自信；在课程思政建设中，主体为教师；重要内容是人文与叙事；成果是生成实践智慧；主要指向为医者仁心教育；路径包括对课程教学内容的挖掘、析出等。

（2）教学目标包括结合叙事的本质和特征，以及叙事医学与课程思政内涵的契合，旨在情感教育目标、价值教育目标、隐性教育价值等维度给予突出强调。

（3）具体实施路径包括教师要端正态度，改变课程思政是"做加法"的思想误区；梳理相关概念和关系，包括课程思政概念、价值引领与知识引领；思政课程与课程思政；人文与思政；叙事与思政等；挖掘、析出课程中的思政教育资源等；做到在细致剖析课程思政内涵基础上，将课程思政内容与课程专业内容和教学目标有机融合；另外，尝试建立课程思政数据库、加强集体备课等教师团队工作、注重教学方法创新等。

4. 北京协和医学院叙事医学课程思政建设与实践经验

（1）概括课程思政建设的基本要求：①深入细致地挖掘课程内容里蕴含的既有思想政治教育元素，而非简单生硬的"植入"。②重视与理论的结合与阐释，让课程思政建设具有扎实的基础。③以润物细无声的教学形式落实课程思政建设，体现隐性教育的独特价值。将叙事医学的教学内容、培育的叙事能力与相应的思想政治教育资源相对应，概括并提炼具体的思政教育目标。

（2）具体实践步骤：加强叙事医学课程的总体设计，凝练课程特色，深挖思想政治教育资源，对叙事医学课程思政教学实施与反馈进行综合评价等。

5. 学理与实践融通的叙事医学育人实践

从学理上讲，叙事医学实践的优势之一在于能够将潜隐的、被遮蔽的声音展现出来；能够助力培养医学生"敬佑生命、救死扶伤、甘于奉献、大爱无疆"的医者精神，加强医者仁心教育。叙事医学教育引导学生尊重患者，善于沟通，以文学细读和反思性写作为工具，培养学生对疾苦的感受力，提升敏感性，从而更好地理解患者、帮助患者。在这个意义上，叙事医学教育的目标与医学类课程思政教育的目标是深度契合的，可以说，"叙事就是思想政治教育"。作为本土化的新探索，叙事医学的课程思政建设将引领国内叙事医学教育新发展，同时对医学人文类课程思政建设形成借鉴；目前国内已经形成系统性成果。期待今后的叙事医学教育为加强课程思政高质量建设，推动形成育人新成效持续做出贡献。

四、叙事医学的高质量发展

（一）初步形成中国特色叙事医学的发展态势

叙事医学进入我国伊始，即开始了理论与实践的本土化发展，总体上呈现出比较鲜明的中国特色。例如，中医领域较早开启了与当代西方叙事医学的积极对话，整合中医的人文理念并在医学教育层面落地，已经形成较为系统化的尝试，并以中医学的历史与实践维度和优势对叙事医学理论构建形成帮助；中国优秀临床医生自觉践行叙事医学实践经验异常宝贵，构成中国叙事医学教育实践路径的重要启发等。

叙事医学在教育、研究与实践不同维度展开了一场生动而热烈的中国实践。具体到笔者重点关注的教育领域，由于叙事医学的发展，医学教育具有了对技术至上追求的超越，进而实现医学教育从工具到价值的跃迁。我们期待更多研究提供理论的建构基础，期待前瞻性的研究推动未来的临床实践的改善。

（二）跨学科多向度的综合实践意义重大

叙事医学教育参与者的学科背景涵盖了临床医学、人类学、伦理学、语言学、历史学与文学等。其中，以强调整体性思维，有着患者视角病痛叙事的先期基础等优势，医学人类学分支学科有望在叙事医学及医学人文学科建设过程中发挥重要作用。

叙事医学始于文学与医学的交叉。在今天，实践叙事医学也绝不是单一学科的事情。其主体包括临床医生、人文学者、医院管理者等，以及他们之间的组合，这种多主体形式可能成为叙事医学更快更好发展的助推器。我们有理由期待在人的层面、学科的层面实现广泛深入的跨界与交融。叙事医学跨学科多向度的综合实践，将为新时代背景下健康中国建设提交一份守护人民健康的有温度的答卷。

五、展望叙事医学的未来

叙事医学在中国将会有光明的前景，因为中国社会重视人际（伦理）关系的和谐共生，追求入情入理、通情达理，崇尚情理交融。可以期许，中国未来将成为叙事医学的高地与高原。同时，在中华优秀传统文化价值观的指引下，结合个人生活策略的智慧，更有可能产生新的创造。中国优秀医者的临床叙事实践为叙事医学本土化发展路径提供了重要启示，彰显了文化自信；作为中国叙事医学体系建构个案基础的重要组成部分，为未来规模化叙事医学教育提供有建设性的方法论意义。

总体而言，叙事医学的相关研究包括理论、教育与实践，已经呈现出了多样化探索的效果，发展出了一定程度的理论自觉，形成了实践需要的发展动力。叙事医学未来十年将在平行病历、复述与再现实践、共情研究、探究反思路径等空间进行拓展，向"2.0版"进阶。与此同时，依据学科发展进程，不同层面的问题均需要深入细致的研究，有些领域甚至是从零到壹的突破。具体包括系统研究叙事医学发端的渊源与形成背景、系统梳理叙事医学的理论脉络、明确不同层面（教育、实践与研究）之间的关联与契合点、开发适用于中国医疗实践情境的多元实践路径与工具、积极构建中国主体叙事医学框架、在叙事医学发展中强调智慧自信与实践自信等。

叙事医学自问世起，就遭受着"理想化"的质疑，以及来自循证医学视角的批判。在回应与实践的过程中，叙事医学愈发成为可以抚慰医学乡愁的创造，成为融合科学优势与人文情怀的医学之新的勇气与陪伴，一路前行。

参考文献

［1］李飞. 中国叙事医学实践的反思［J］. 医学与哲学，2023，44（8）：8-13.

［2］卡伦. 叙事医学的原则与实践［M］. 郭莉萍，主译. 北京：北京大学医学出版社，2021.

［3］ARTHUR KLEINMAN. Presence［J］. Lancet，2017，389（10088）：2466-2467.

［4］克莱曼. 疾痛的故事：苦难、治愈与人的境况［M］. 方筱丽，译. 上海：上海译文出版社，2010.

［5］涂炯，季若冰，程瑜. 赋权、共情与主体性：作为微型民族志的叙事医学［J］. 医学与哲学，2023，44（8）：1-7.

［6］ENKIN MW，JADAD AR. Back on the hook：Narrative based medicine：dialogue and discourse in clinical practice［J］. Canadian Medical Association Journal，1999，161（3）：297-298.

［7］夏天成. 认识论局限、实践困境与差异性悖论：对叙事医学的批判反思［J］. 自然辩证法通讯，2023，45（5）：33-41.

［8］杜威. 我们怎样思维·经验与教育［M］. 姜文闵，译. 北京：人民教育出版社，2005.

［9］REIS SP，WALD HS，MONROE AD，et al. Begin the BEGAN（The Brown Educational Guide to the Analysis of Narrative）-a framework for enhancing educational impact of faculty feedback to students' reflective writing［J］. Patient Educ Couns，2010，80（2）：253-259.

［10］李飞. 北京协和医学院叙事医学课程教学经验探索［J］. 医学与哲学，2019，（15）：51-53，78.

［11］李丽亭，尚冰. 中医与文学：《醉花窗医案》的叙事反思［J］. 医学与哲学，2020，41（9）：54-58.

［12］BUCKLEY S，COLEMAN J，DAVISON I，et al. The educational effects of portfolios on undergraduate student learning：a Best Evidence Medical Education

（BEME）systematic review［J］. BEME Guide Med Teach，2009，31（4）：282-298.

［13］ROSS S，MACLACHLAN A，CLELAND J. Students' attitudes towards the introduction of a Personal and Professional Development portfolio：potential barriers and facilitators［J］. BMC Med Educ，2009，9：69.

［14］DONOHOE，ANN. Reflective Writing：Articulating an Alternative Pedagogy［J］. Procedia-Social and Behavioral Sciences，2015，186：800-804.

［15］WEAR D，ZARCONI J，GARDEN R，et al. Reflection in/and writing：pedagogy and practice in medical education［J］. Acad Med，2012，87（5）：603-609.

［16］习近平在全国高校思想政治工作会议上强调：把思想政治工作贯穿教育教学全过程 开创我国高等教育事业发展新局面［N］. 人民日报，2016-12-09（01）.

［17］用新时代中国特色社会主义思想铸魂育人，贯彻党的教育方针落实立德树人根本任 务［N］. 人民日报，2019-03-19（1）.

［18］李飞，何仲. 叙事医学课程思政建设路径研究［J］. 中华医学教育，2022，42（10）：874-878.

［19］郭莉萍. 叙事医学课程思政指南［M］. 北京：中国科学技术出版社，2023.

［20］杨秋莉，王永炎. 叙事医学的平行病历与中医学的医案医话［J］. 现代中医临床，2015，22（3）：1-4.

［21］韩佳桐，杨秋莉，王昊. 中医叙事医学的反思与再现［J］. 医学与哲学，2023，44（12）：59-62.

［22］李飞.《生命消逝的礼赞》导读［J］. 中国医学人文，2018，4（11）：65-70.

［23］王一方. 中国将成为叙事医学的高地［N］. 中国科学报，2021-12-23（005）.

［24］李振良，刘立莉. 叙事医学的东方气质与医学精神的借鉴［J］. 中国医学伦理学，2017，30（09）：1070-1074.

［25］王一方. 反弹琵琶：医学的现代性批判［M］. 北京：北京大学出版社，2024.

后　记

　　有幸站在前人的肩膀上，思考人类的疾痛与医学的实践。思来想去，唯有教育。之所以叙事，是希望在科技快速发展的同时，帮助人们更贴近医学的人文关怀。聚焦叙事缓和医疗的前端概念——叙事，其指向的内容与范畴始终是开放性的命题。在这个意义上，本书讨论的主题关乎我们所审视的这个世界。我们以怎样的方式看待它？是描写的、图解的、叙述的、量化的，还是各种共存的杂糅方式？不同学科或许能够形成这样一个共识：对事物的理解取决于观察人的角度和观察的方式。

　　一本书能带来什么？有的读者期待内容的清新之风，有的读者希望助力学业精进……我的创作动力源于医学教育思考、医学人文书籍阅读感悟，更有着人类学者在医学教育田野视域下的"文化震撼"。而本书则主要着眼于叙事医学的学科发展，有海量文献"学究"的痕迹，又限于学术路径的程式化规范，遗憾无法囊括叙事本身灵动丰富的表征。

　　本书是学习、感悟叙事医学的一次宝贵体验。如此近距离地审视一个新兴学科领域的过程，可以说是人类学方法论的一次演练。小众却极为神奇的人类学，带给我灵感、智慧和力量，现在，我要在叙事医学新领地上继续人类学的耕耘。

　　常讲"我的叙事医学是从缓和医疗开始的"，始自2016年在宁晓红医生门诊的人类学观察，构成了后续研究与写作的重要基础，打开了看待叙事医学实践的一扇窗，持续为我输入缓和医疗特有的温暖力量。当然，这些经历是非常个性化的。或许，对于想要立志于叙事医学的年轻同仁来说，有些做法可以尝试复制，更多的则要依赖每个个体的独特创造。

　　特别需要说明的是，为了更好地进行叙事医学教学并阐明其实践路径，在征得同意的前提下，文中引用了学生作业、临床实践案例等。这些内容在匿名的基础上稍作改编，以确保无法识别出其中的个人信息。

协和叙事医学教研团队自初创时起的主要成员包括北京协和医院缓和医学中心主任宁晓红主任医师、中国社会科学院王剑利博士及我本人，我们自称"锵锵三人行"，发展出由临床实践延展至理论建构，再回归教育创新的对话模式。

自创建"叙事医学"课程以来，北京协和医学院人文和社会科学学院何仲教授是叙事医学的坚定支持者，对这门新课的教育教学及相关研究工作，起到了重要的推动作用。

北京协和医学院人文和社会科学学院原院长姚建红对协和叙事医学提出了更高的发展要求，院长邓海华对协和叙事医学的学科建设作出了新的部署。常务副院长刘欢，副院长李建、胡红濮等多位领导在课程安排、学术交流等工作方面给予全力支持，在此一并致谢！

对本书的大纲和各章节撰写提供宝贵意见的有张新庆、朱利明、李乃适、侯莉、韩永卿、方静文、王瑚等，还有近年来我们组团调研、写作的青年教师与研究生，包括法翠雯、郭俊丽、周家欣、林梦岚、丁希等。特别要感谢北京协和医院缓和医学中心杜铁宽医生、郑莹护士长等医务工作者，你们在临床场域中的叙事实践，为理论注入了鲜活的生命力。

值得一提的是，自2017年至2024年，连续组织8期"北京协和医学院叙事医学论坛"，吸引了国内数千人次的叙事医学爱好者与实践者。借此书出版，向各位曾经给予支持和交流的同道郑重致谢！

本书撰写受益于北京协和医学院校级研究生教育教学改革项目（10023201803801）等多项教学课题的支持。这次写作历时6年，成为内心的牵挂。如今书稿付梓，"缓缓飘落的枫叶像思念"。我也想说，"拖延症"或许不一定需要治愈，因为在时间的流逝中孕育了新的探索，生发了新的思想。这个过程弥足珍贵。

李 飞

2024年冬至